Dr. med. Gerhard Sattler
Margit Rüdiger

Auf der anderen Seite des Spiegels

Dr. med. Gerhard Sattler
Margit Rüdiger

Auf der anderen Seite des Spiegels

Aus dem Alltag eines
Schönheitschirurgen

Droemer

Besuchen Sie uns im Internet:
www.droemer.de

Die Folie des Schutzumschlags sowie die Einschweißfolie
sind PE-Folien und biologisch abbaubar.
Dieses Buch wurde auf chlor- und säurefreiem Papier gedruckt.

Umschlaggestaltung: ZERO Werbeagentur, München
Umschlagabbildung: Rosenparkklinik GmbH
Satz: Adobe InDesign im Verlag
Druck und Bindung: CPI – Ebner & Spiegel, Ulm
Printed in Germany
ISBN 978-3-426-27460-6

2 4 5 3

Inhalt

Vorwort
von C. William Hanke, M. D.

Meine Lehr- und Praxistätigkeit als Dermatologe, die sich über mehr als zwei Jahrzehnte erstreckt, hat mir ein tiefgreifendes Verständnis der Materie vermittelt. Viele der ästhetischen Behandlungsmethoden, die derzeit praktiziert werden, wurden von Dermatologen entwickelt. Dazu gehören Dermabrasion, chemische Peelings, Hautlaserungen, Haartransplantationen, Tumeszenz-Fettabsaugung, Krampfadernverödung und ambulante Venentherapie, aber auch Botulinumtoxin in der kosmetischen Anwendung sowie Fillermaterialien, um nur einige Beispiele herauszugreifen.

Als Präsident von zehn nationalen und internationalen medizinischen und chirurgischen Vereinigungen habe ich weltweit auf unzähligen Meetings Vorträge gehalten. Dabei traf ich immer wieder mal auf junge Kollegen, die über ausreichend Talent und Fähigkeiten auf einem Spezialgebiet verfügten, um den medizinischen Standard zu verbessern und auf ein höheres Qualitätslevel zu bringen.

Zu diesen Ärzten gehört Dr. Gerhard Sattler, den ich 1990 auf dem Kongress der »International Society for Dermatologic Surgery« kennenlernte. Später lud er mich ein, an seinem renommierten »Live Surgery Symposium« teilzunehmen, das in Darmstadt seit 1992 alle zwei Jahre stattfindet. Auf Dr. Sattlers Symposium kommen mehr als 500 Ärzte aus der ganzen Welt zusammen, um die neuesten ästhetisch-chirurgischen Techniken bei Live-Operationen zu erlernen, die via Satelliten übertragen werden.

Ich selbst habe bei vielen Gelegenheiten zusammen mit Dr. Gerhard Sattler in der Rosenparkklinik in Darmstadt operiert. Die Rosenparkklinik, die er zusammen mit seiner Frau Dr. Sonja Sattler gegründet hat, ist ein herausragendes Zentrum in der ästhetischen Medizin, das Patienten aus Nordamerika, Europa, dem Mittleren Osten und aus vielen anderen Teilen der Welt anzieht. Dr. Sattler und sein Team sind nie zufrieden mit dem Erreichten, sondern ständig auf der Suche nach immer besseren Möglichkeiten, ihre Patienten zu behandeln.

Eine von Dr. Sattlers vor Ärzten immer wieder demonstrierten Spezialitäten ist die Liposuktion am wachen Patienten unter Verwendung der Tumeszenzlokalanästhesie. Das ursprünglich von einem amerikanischen Dermatologen entwickelte Verfahren wurde von Dr. Sattler weitgehend modifiziert, um noch bessere Resultate zu erzielen. 1998 veröffentlichte er als Erster ein Fachbuch über die Liposuktion unter Tumeszenzlokalanästhesie, dem seit dieser Zeit weitere Liposuktions-Bücher folgten.

Warum ist nun gerade Dr. Sattler qualifiziert, ein Buch über minimalinvasive Methoden in der ästhetischen Medizin zu schreiben, und welche Qualifikationen sind das? Dr. Sattler hat viele Jahre damit verbracht, sein Verständnis dafür, was ästhetische Patienten sich am meisten wünschen, zu verfeinern. Und das sind Sicherheit, höchste Effizienz und schmerzarme Methoden, die von einem Arzt praktiziert werden, der den Patienten in erster Linie als menschliches Individuum wahrnimmt und dessen Bedürfnisse versteht. Dr. Sattler verbündet sich mit seinen Patienten wie kein anderer Arzt, den ich kenne. Die Zufriedenheit der Patienten mit seiner Arbeit beflügelt ihn und gibt ihm eine enorme persönliche Zufriedenheit.

Dr. Sattlers Verdienste sind bemerkenswert. Derzeit ist er Präsident der »International Society for Dermatologic Surgery«, er war Präsident der »German Society for Dermatologic Surgery and Aesthetics« und Schatzmeister der »Society of Cosmetic

Surgery of Germany«. Er ist Chefarzt des »Rosenparkklinik Centers for Cosmetic Dermatologic Surgery and Plastic Surgery« und Begründer des »Live Surgery Symposium«.

Das vorliegende Buch greift einige Schlüsselfragen auf, die Dr. Sattler beantwortet: 1. Wie können sinnvoll eingesetzte ästhetische Behandlungen die Selbstfindung fördern, und wie können sie die Selbstzufriedenheit des Patienten verbessern? 2. Wie können 40-Jährige wie 30 aussehen, und wie kann ein heute 60-Jähriger wie 45 wirken? 3. Warum werden attraktive Menschen plötzlich unattraktiv, wenn sie zu viele ästhetische Eingriffe auf einmal durchlaufen haben? 4. Was sind die verräterischen Zeichen des Alters, und was kann man dagegen tun? 5. Wie kann ich den richtigen ästhetisch tätigen Mediziner für meine Bedürfnisse finden?

Viele Patienten haben nur sich selbst auf »der anderen Seite des Spiegels« gesehen. Mit diesem Buch setzt sich Dr. Sattler an Ihre Seite, um mit Ihnen gemeinsam in den Spiegel zu blicken, und führt Sie mit seinem großen Erfahrungsschatz und einem gesunden Menschenverstand durch die Welt der ästhetischen Medizin.

Nur einer der verantwortungsbewusstesten und engagiertesten Mediziner würde sich die Zeit nehmen und ein Buch für alle ästhetisch interessierten Menschen planen und schreiben. Danke, Gerhard, für alles, was du für uns getan hast.

C. William Hanke, M.D., M.P.H., P.A.C.P.
Präsident der »American Academy of Dermatology«

Vorwort

von Dr. med. Gerhard Sattler

Der Anlass für dieses Buch liegt in dem täglichen Konflikt, den ich verspüre, wenn ich mit ästhetischen Patienten zu tun habe, wenn ich mit ihnen spreche und ihre ehrlichen Nöte nachempfinde. Viele von ihnen befinden sich im Konflikt mit der öffentlichen Meinung, die besagt: Der Mensch darf der Natur nicht ins Handwerk pfuschen.

Dieser auch von den Medien geprägten Wertvorstellung steht die komplette Ausverkaufsvermarktung der »Schönheitschirurgie« entgegen. Sie erreichte ihren vorläufigen Höhepunkt, als die TV-Medien Sendungen wie die 2004 in den USA konzipierte Schönheitsdoku-Soap »The Swan« (bei uns »The Swan – Endlich schön!«) sowie eine live übertragene Brustvergrößerung für sich ausschlachteten, um eine gute Quote zu erzielen. Und die Printmedien haben das Ganze, soweit sie es konnten, auch noch unterstützt. Diese abgesprochene Konstellation der Medien war mit dem 1. Januar 2005 beendet und hinterließ in der Öffentlichkeit neben einer kompletten Übersättigung dieser Thematik eine allgemeine Verunglimpfung der betroffenen Patienten wie auch der ästhetischen Mediziner. Der sogenannte Schönheitschirurg fand sich in einem sozialen Image wieder, das nahezu dem von Kinderschändern und Verbrechern gleichkam.

Mir geht es mit diesem Buch um die Rehabilitation meiner Branche sowie um eine korrigierte Gesamteinschätzung des uns alle betreffenden Phänomens der sich verändernden Altersstruktur unserer Gesellschaft, der immer mehr sozioökonomische und soziopolitische Bedeutung zuteil wird. Dass das Thema der menschlichen Ästhetik keine überzogene Entgleisung eines modebedingten Lebensexzesses darstellt, beschreibt das Studium der Fachliteratur. Aber auch persönliche Erfahrungen aus meinem privaten Leben waren prägend. Elterliche Erziehungserlebnisse wie auch Neckereien im Freundeskreis über meine disproportionierten Hüftverhältnisse beeinflussten schon frühzeitig meine Gedanken- und Gefühlswelt, lange bevor das Thema Schönheitschirurgie im Trend lag. Dann kam im Alter von achtzehn Jahren eine bösartige Erkrankung hinzu. Sie relativierte den eigenen, unbewusst erlebten »ästhetischen Leidensdruck« und ließ die wirklich bedeutenden Werte des Lebens für mich transparent werden. Die Ästhetik des Menschen hat seitdem für mich immer noch höchste Priorität, ist jedoch auch stets ein Thema zweiter Ordnung hinter der körperlichen und geistigen Gesundheit.

Als aus Überzeugung engagierter ästhetischer Mediziner besitze ich aufgrund der lebensbedrohenden, selbst erlebten Krankheitserfahrung im Vergleich zu meinen Kollegen einen anderen Zugang zu der Diskussion über den Sinn von Schönheit und Modetrends unserer Zeit. Der provozierte Anstoß einer solchen Diskussion beinhaltet natürlich viel Zündstoff. Die öffentlich kontrovers geführte Auseinandersetzung bietet eine notwendige und gewünschte Aufarbeitung, ohne dabei jemandem schaden zu wollen.

Meine Koautorin Margit Rüdiger ist seit vielen Jahren eine der bekanntesten und kritischsten Journalistinnen. Sie hat sich mit den Themen Mode, Schönheit und ästhetische Chirurgie intensiv auseinandergesetzt und dies mit vielen veröffentlichten Büchern und Artikeln dokumentiert. Sie hat dieses Buch ergänzt und abgerundet und nicht zuletzt bei der kritischen Diskussion vor und während der Umsetzung dieses Buches entscheidende Beiträge geliefert. Ihr unerschöpfliches Insiderwissen, was die Medien wie auch die Welt der Schönheitsmedizin betrifft, verleiht dem folgenden Inhalt die Authentizität, die sich ein interessierter Leser erhofft.

Dieses Buch enthält für alle von uns elementar bedeutende Analysen und Beschreibungen von Zusammenhängen unseres Lebens. Ich hoffe, sie sind so aufschlussreich, dass jeder die für ihn persönlich wichtige Information herausziehen kann.

Im Frühjahr 2008
Dr. Gerhard Sattler

Einleitung

Das Leben ist eine einmalige Angelegenheit. Zu jedem beliebigen Zeitpunkt in unserem Dasein erleben wir diesen Moment zum ersten und auch zum letzten Mal. Eine vergleichbare Situation, die der ersten ähnelt, muss deshalb anders erlebt werden, da wir ständig älter werden auf unserer Reise durch das eigene Leben. Dabei stellen wir in besonderen Schlüsselmomenten unseres Lebens unseren Alterungsprozess fest, zum Beispiel, wenn wir sehen, wie die eigenen Kinder erwachsen und uns zunehmend ähnlicher werden. Ohne technische Hilfsmittel wie die Fotografie könnten wir uns nicht teilweise lückenlose Dokumentationen unseres Werdegangs wiederholt ansehen. Die Natur hat uns das Hilfsmittel der Vergesslichkeit gegeben, die technologische Weiterentwicklung hat uns diese wieder genommen.

Diese Möglichkeit der Verdeutlichung unserer eigenen altersbedingten Veränderung übt somit erheblichen Einfluss auf unsere Wertvorstellungen aus, da die Erhaltung der Gesundheit und Vitalität einen evolutionären Hintergrund für den Menschen hat. Aus diesem Grund springen wir normalerweise auch nicht aus dem Fenster eines Hochhauses. Die Ausnahme sind psychiatrisch Kranke, die beispielsweise an einer depressiven Erkrankung leiden. Normalerweise halten wir an unserem Leben fest und versuchen mit den uns gegebenen Möglichkeiten, das Beste daraus zu machen. Sei es nur, um akut zu überleben oder um vorbeugend zu hamstern und vorzusorgen, damit eine solidere Absicherung uns später mehr Ruhe schenkt.

Dieser Gedanke liegt sehr nahe an der eigentlichen Aufgabe

unseres Lebens, der Fortpflanzung. Der uns von der Natur für Mann und Frau auferlegte Auftrag hat zu einem von keiner Emanzipation zu beeinflussenden Rollenverhalten geführt, das trotz der heute bestehenden Sozialverhältnisse für immer und ewig absolute Gültigkeit behalten wird. Ein Mann wird nie ein Kind austragen können, und damit ist die wichtigste Situation im Rollenverhalten zwischen Mann und Frau entschieden. Die sich daraus ableitenden Konsequenzen bestimmen unser Leben. Sie werden jeweils gefiltert und modifiziert durch die von der jeweiligen Epoche ausgehenden Präferenzen und Bedürfnisse.

So stehen sich Frau und Mann im evolutionären Sinne gegenüber und versuchen, für sich zu werben und den Partner zu beeindrucken. Die weiblichen Merkmale sind Schönheit und Attraktivität, von denen der beworbene Mann sich angezogen fühlen soll. Die männlichen Merkmale sind Schutz und Versorgung, um das aus der Sicht der Frau bedrohte eigene Leben und das der Nachkommen bestmöglich zu sichern. Der Mann sieht in der schönen und attraktiven Frau das Individuum, das seinen Kindern die besten äußerlichen Attribute verleiht, um in gleichem Maße den Nachkommen die beste Überlebenschance mit auf den Weg zu geben.

Die in unserer Welt zunehmende Häufigkeit von Erstkontakten bestimmt die Wichtigkeit der äußeren Erscheinung. Bei der steigenden Mobilität stehen längst nicht mehr das Jagen und Sammeln in den heimischen Wäldern im Vordergrund. Die modernen Jäger und Sammler sind mit Laptop und Aktentasche bewaffnet, treffen heute in New York, morgen in London und übermorgen in Shanghai mit neuen, unbekannten Menschen zusammen, um Gespräche zu führen und im Sinne des Auftrags erfolgreich zu sein. Ein unsympathisches Erscheinungsbild kann selbst bei optimalem Auftreten und exzellenter Rhetorik einen Geschäftsabschluss entscheidend behindern oder sogar zum Platzen bringen. Man kann gar nicht so gut argumentieren, wie ein negativer Ersteindruck unüberwindbare Grenzen aufbaut. Aber gerade diesen Moment für sich zu nutzen, diesen ersten Moment erfolgreich zu gestalten, beschreibt uns die Bedeutung der Ästhetik. Wir haben, wie einleitend gesagt, immer nur eine Chance des ersten Moments. Wenn wir diesen nutzen wollen, müssen wir gut vorbereitet sein.

Eine andere Dimension unseres Lebens eröffnet sich, wenn wir uns mitten im Glanz unseres eigenen Seins befinden und ganz unerwartet etwas Schreckliches eintritt. Beispielsweise stürzt der eigene Sohn von einer hohen Mauer und steht unter Schockeinwirkung. Er wird komatös, verdreht die Augen und beginnt zu krampfen und kämpft, wenige Minuten zuvor noch bei voller Gesundheit, um sein Leben. Höchste Prioritäten der Eltern verlieren in solch einem Fall schlagartig ihre Bedeutung. Gleiches passiert, wenn im Glauben an beste Gesundheit bei einem selbst eine lebensbedrohliche Erkrankung festgestellt wird und der Kampf ums Überleben beginnt.

Zwischen Psyche und Fakten, Evolution und Auftrag, zwischen Träumen und Trieben verläuft unser Lebensweg ständig auf einem schmalen Grat, der sich in schicksalhafter Weise plötzlich und unerwartet im geplanten Verlauf verändern kann. Deshalb ist es für jeden Menschen von zentraler Bedeutung, wie er sein Leben als Geschenk der Natur am besten nutzt und die ihm zur Verfügung stehende Zeit mit Erfolg krönt. Es sollte uns jederzeit bewusst sein, dass wir immer nur dieses eine Leben haben und jeder Moment entscheidend wichtig sein kann.

Bleibt nur noch zu klären, was dies mit der anderen Seite des Spiegels auf sich hat. Zeigt dieser Spiegel doch unsere eigene spiegelverdrehte Wirklichkeit, so sehen wir doch meist nur flüchtig hin, was sich darin präsentiert. Nur wenige von uns haben die Fähigkeit, die eigene Person abstrakt im Spiegel zu betrachten. Meistens sehen wir uns mit einer vorgefassten Erwartungshaltung und belegen unser Spiegelbild mit Wertigkeiten, die wir glauben zu haben und die uns eine bestimmte Wirkung verleihen. Während der Betrachtung dieses Spiegelbildes diskutiert das gesehene Bild mit der Gedankenwelt des Betrachters, und die assoziierten Gefühle erzeugen unsere Stimmungslage. Diese wiederum bestimmt das Selbstwertgefühl wie auch die Erlebniswelt, die unseren Lebensverlauf mit bestimmt.

Der Blick in den Spiegel, der uns das Gefühl verleiht, älter zu sein, als wir sind, lässt uns die Unterstützung derer suchen, die helfen können, ein Leben erfolgreicher zu gestalten. Der Blick in den Spiegel, der uns die junge Ausstrahlung auch im Alter erhält, ermöglicht soziale Integration, Vermittlung von traditionellen Werten an die Nachkommen wie auch die Bereicherung der Diskussion mit Erfahrung.

Hinter den Kulissen einer Beautyklinik

Geheimnisse verbinden

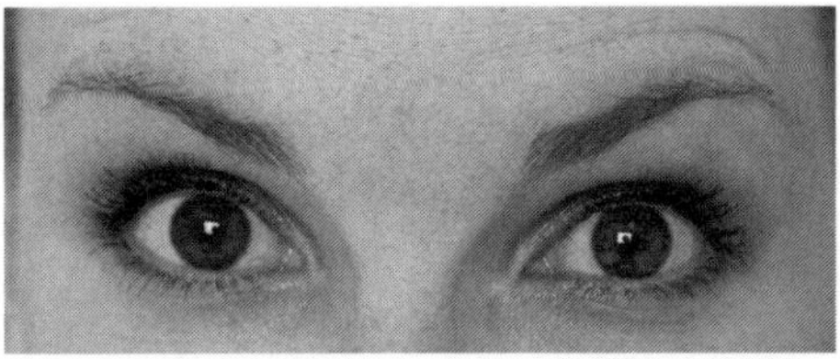

Mehr noch als jeder andere Arzt – mit Ausnahme des Psychotherapeuten – nimmt der Schönheitschirurg die Rolle eines Vertrauten ein, mit dem ein Patient seine intimsten Geheimnisse teilt. Es entsteht eine enge Verbindung und Vertrautheit. Der Patient erzählt mir seine Geschichte, zum Beispiel, warum seine Ehe gescheitert ist, es im Beruf nicht klappt oder sexuell nichts mehr läuft. Er breitet seine Unsicherheiten, seine physischen Mängel und andere Unzulänglichkeiten vor mir aus. Ich sitze da und höre genau hin, was er mir sagt oder auch nicht sagt. Ich bin nicht sein Richter, sondern versuche, mein Bestes zu geben, mich in den Patienten hineinzufühlen und zu helfen. Nicht selten sind es die Erfolgreichen und Attraktiven, die zu mir kommen. Es beweist, dass wir alle die gleichen Probleme haben, unabhängig von Herkunft, gesellschaftlichem Status und Erfolg. Wir alle teilen die gleichen Ängste um Vergänglichkeit und den Verlust von Attraktivität und Akzeptanz durch unser Umfeld. Da ist die Frau, die immer wieder an den Falschen gerät und sich doch nach einem Lebenspartner sehnt, oder der Mann, der die Beförderung in seiner

Firma nicht schafft und neben seiner erfolgreich berufstätigen Ehefrau an einer Persönlichkeits- und Identitätskrise leidet. Bei mir sind ihre Geheimnisse sicher. Als Arzt bin ich an meine absolute Schweigepflicht gebunden. Würde ich sie brechen, wäre das nicht nur eine gravierende ethisch-moralische Verfehlung, sondern könnte auch juristische Konsequenzen nach sich ziehen. Ich würde damit die Möglichkeit verlieren, meinen Beruf weiter ausüben zu können. Was mir ein Patient erzählt, bleibt in meinem Sprechzimmer. Wenn er es nicht wünscht, erkenne ich ihn sogar auf Veranstaltungen oder Partys, auf denen wir uns zufällig über den Weg laufen, nicht wieder. Auch das gibt es häufiger, als man meinen sollte. Mit anderen unterhalte ich ein eher familiäres Verhältnis, das oft noch lange über den Eingriff hinaus andauert. Ich erinnere mich an eine 58-jährige Patientin, die mich zu ihrer Scheidungsparty einlud. Ich hatte bei ihr ein Lidlifting und eine Körperformung durchgeführt. Anschließend trennte sie sich von ihrem Ehemann, der sie über Jahre hinweg betrogen hatte. Sie erklärte mir: »Ich habe allen Grund, mit Ihnen zu feiern. Schließlich habe ich Ihnen zu verdanken, dass ich mich wieder sexy und begehrenswert fühle.«

Die meisten meiner Patienten sind zwischen 40 und 60 Jahre alt. Dabei sind gerade Frauen in diesem Lebensabschnitt besonders verletzlich. Die hormonelle Situation ändert sich. Das familiäre Umfeld verändert sich drastisch. Die Kinder sind aus dem Haus. Die Eltern sterben. Sie selbst sind jetzt die ältere Generation. Viele erzählen mir Dinge, die sie vor dem Ehemann oder sogar vor der besten Freundin lieber geheim halten. Oft wird erwartet, dass ich ihnen ihre verlorene Jugend zurückgebe. Sie kommen mit Fotos, auf denen sie gerade 21 Jahre alt sind oder 35 oder 40. Sie wollen das Glück, die Selbstsicherheit und die Leichtigkeit wiederfinden, die sie damals verspürten. Ich erinnere mich an eine Facelift-Patientin, die mir sagte, dass ohne diesen Eingriff ihr Leben sinnlos wäre. Heute, einige Jahre später, hat sich das Wunschprofil der Patienten geändert. Die zur Verfügung stehenden Methoden sind nicht mehr so risikoreich oder gefährlich, und auch die Behandlungsphilosophie hat sich geändert. Die Nöte der Patienten sind jedoch die gleichen geblieben.

Insgesamt gibt es schönheitssensible und schönheitsunsensible Charaktere, und Letztere werden in den seltensten Fällen die ästhetiksensiblen Individuen verstehen. Sie sind aber auch nicht die Kritiker, von denen man immer laute Kommentare zu hören bekommt. Die »Unsensiblen« sind ehrlich, frei und still.

Gerade die Kritiker der Ästhetik jedoch sind ihre stärksten Vertreter – und sie sind ästhetiksensibel. Ihre ablehnende Haltung ist häufig ein kompensatorisches Abwehrmanöver, mitunter allerdings mit einer gewissen Mutlosigkeit gepaart. So ist ihre Ablehung mehr als individueller Schutzmechanismus zu verstehen.

Zurück zu den Patienten. Tatsächlich kann man unterschiedliche Gruppen ausmachen: die Jungen (bis 30 Jahre), die Jungen vom verzögerten Typ (bis 45 Jahre), die jungen Reifen (45–65 Jahre) und die gereiften Erfahrenen (65–85 Jahre). Alle können plausibel erklären, was sie an ihrem Äußeren erheblich stört, und sind der Meinung, dass diese äußerlichen Mängel auch behoben werden sollten, wenn die Möglichkeit dazu besteht.

Auffällig ist, dass alle Patienten überdurchschnittlich attraktiv sind. Sie haben sich mehr oder weniger intensiv mit dem Thema Ästhetik auseinandergesetzt, haben ihre Empfindungen geschult und reifen lassen und wissen genau, welche Rolle das äußere Erscheinungsbild im Rahmen des sozialen Umfelds spielt. Es hat etwas mit ihrem sozialen Stand zu tun, den sie auf keinen Fall gefährden oder gar verlieren wollen. Sie wissen genau, dass der Verlust ihres äußeren Profils mit einer Beschädigung ihres Status in der Gesellschaft einhergeht, was sie nicht einfach so akzeptieren möchten. Beispielsweise führt ein freundlich wirkender Gesichtsausdruck infolge einer Botulinumtoxininjektion zu einer höheren gesellschaftlichen Akzeptanz, da das veränderte Äußere eine positivere Resonanz erfährt. Das »freundlichere« Gesicht hat eine angenehmere Wirkung, der Betrachter ist davon angetan und reagiert positiv. Dadurch bekommt der Behandelte ein positiveres Stimmungsbild zurückgespiegelt.

Es gibt jungen, attraktiven Patienten ein Gefühl der Sicherheit, äußere ästhetische Werte für sich zu instrumentalisieren und sich nicht durch den sich unaufhaltsam nähernden Alterungsprozess »entwerten« zu lassen.

Es ist der Wunsch nach Prophylaxe, bei bestehender Attraktivität dem Risiko des Attraktivitätsverlustes aktiv vorbeugen zu wollen. Natürlich gibt es auch die durch den Alterungsprozess gekennzeichneten Persönlichkeiten, die bei einem glaubhaft demonstrierten Leidensdruck einer ehrlichen therapeutischen Hilfe bedürfen.

In allen Fällen ist der sich glaubhaft öffnende Patient sehr ernst zu nehmen, und es gilt, genau zu analysieren, welche Zielsetzung und Behandlung eine Beruhigung des inneren Konflikts fördern.

Stalker und Schwärmer

Es gibt aber immer wieder auch Patienten, die meine Anteilnahme und ärztliche Zuwendung missverstehen. Ich erinnere mich an eine Geschäftsfrau Mitte vierzig, bei der ich Bauch, Taille und Hüften abgesaugt habe. Sie war so glücklich über ihre neue, schlankere Figur, dass sie mich mit Geschenken überschüttete. Champagner, CDs meiner Lieblingsoper, über die wir einmal sprachen. Ich dachte mir noch nichts Schlimmes dabei. Doch irgendwann kam sie zu einem weiteren Termin, den sie von sich aus vereinbart hatte, und erzählte mir von einem Traum, in dem ich vorgekommen sei. Es war ein sehr eindeutiger Traum, den sie nun mit mir realisieren wollte. Als Arzt bewegt man sich in so einer Situation auf sehr dünnem Eis. Man muss das Richtige tun, schon um seine Professionalität zu wahren, darf die Patientin aber auch nicht vor den Kopf stoßen. Ich lächelte nur und hoffte, dass ihre Obsession irgendwann im Sande verlaufen würde. Sie rief noch Wochen danach immer wieder in der Praxis an. Aber irgendwann gab sie es auf.

Eine andere Patientin verfolgte mich regelrecht über Monate hinweg. Sie behauptete, ich sei der Mann ihres Lebens. Sie stand vor der Tür, wenn ich abends die Praxis verließ, tauchte auf Kongressen oder bei Veranstaltungen auf, die ich besuchte, und rief mich eine Zeit lang täglich auf dem Handy an. Es war schon richtig unheimlich. Aber ich weiß von Kollegen, die noch schlimmere Stalking-Erlebnisse hatten. Ein amerikanischer Kollege in Seattle wurde sogar von einem derartig besessenen Patienten erschossen. Aber solche Reaktionen auf eine verzerrte Wahrnehmung sind glücklicherweise die Ausnahme.

Was sich fast wie eine Kriminalgeschichte liest, hat natürlich einen tieferen und verzweigteren Hintergrund, der in der Natur der Sache zu suchen ist.

Um sich so gut wie möglich für einen Patienten einsetzen zu können, ist es erforderlich, sich möglichst intensiv mit der Person zu identifizieren und sich in sie hineinzuversetzen, um ihre Motivation und Wesenszüge besser zu verstehen.

Dieses ungewohnte Engagement löst jedoch bei distanzarmen Patienten ein unerwartetes Glücksgefühl aus, das in eine Art überzogene Verehrung münden kann. Der Wunsch nach Nähe zum Helfer lässt ein verlorenes inneres Sicherheitsgefühl wiederentstehen, das mit einem Glücksempfinden einhergeht. Der Patient hat sich schicksalhaft in seinen Therapeuten verliebt. Diese Liebe kann keine Zukunft haben, da der Therapeut weitere Patienten behandeln muss.

Begehren wiederbeleben

Schönheit liegt im Auge des Betrachters, aber immer öfter auch in den Händen von Chirurgen. Die Motivation für einen ästhetischen Eingriff ist ein evolutionärer Gedanke, der unsere Zellen bestimmt und in erster Linie der Erhaltung unserer Art dient. Dazu ist es nötig, bei unserem Gegenüber kontinuierlich ein Gefühl des Begehrens zu wecken. Das ist der hauptsächliche Motor im zwischenmenschlichen Zusammenleben. Er ist durch Triebe in unserer Art verankert, so dass wir uns diesem wesentlichen Moment der Natur nicht entziehen können. Dass wir Menschen schließlich aufeinander reagieren, liegt an bestimmten Schlüsselreflexen, die in der Programmierung der menschlichen Art fixiert sind. Sie sind es letztlich auch, die die Rangordnung innerhalb der Gesellschaft definieren und beeinflussen beziehungsweise verändern.

Aber warum sind es ausgerechnet meist die gut aussehenden Frauen, die im Wartezimmer eines Schönheitschirurgen sitzen? Warum gibt es denn überhaupt den Begriff, die Branche der Schönheitschirurgie? Weil gerade die Attraktiven Angst davor haben, ihre äußere Anziehungskraft zu verlieren. Sie ist ihr wichtigstes Kapital, mit dem sie ein Leben lang operiert haben, um nach Anerkennung und Akzeptanz zu werben. Sie haben stets ihre Optik, teilweise auch unbewusst, eingesetzt, um an ihr Ziel zu kommen. Dagegen ist eine nicht so gut aussehende Frau viel stärker gezwungen, andere Bestätigungsmomente in ihrem Leben zu finden, mit denen sie nach Lob und Anerkennung streben kann.

Männer wiederum stützen sich auf eine völlig andere Strategie, um das andere Geschlecht auf sich aufmerksam zu machen. Sie locken mit ihrer Rolle als Versorger des weiblichen Partners. Die typisch männlichen Attribute sind daher auch Eigenschaften wie Mobilität, körperliche Stärke und das Wissen, diese Merkmale in Form von Autos, Muskelkraft oder beruflichem Erfolg auszudrücken. Die Frau dagegen zieht Kleidung, Schuhe, Handtasche und andere Accessoires zur Vollendung ihrer Erscheinung beziehungsweise ihrer Attraktivität heran. So steht es festgeschrieben in unseren Genen. Deshalb begeistern sich auch schon kleine Jungs für technisches Spielzeug, während Mädchen sich über neue Sachen zum Anziehen freuen.

Es sei jedoch angemerkt, dass diese recht plakative Darstellung die generelle Basissituation skizzieren will und keinen Anspruch auf Allgemeingültigkeit erhebt. Insbesondere heute haben sich die Sozialstrukturen der Gesellschaft erheblich gewandelt, und die Emanzipation der Frau hat zu einem ausgeprägten Trend der Selbstversorgung geführt. Diese nicht unkritisch zu betrachtende Doppelrolle der Frau hat neben der Belastung für sie auch Auswirkung auf das männliche Rollenverhalten.

Da die männlichen Partner der selbstversorgenden Frau ihr Bestätigungsprofil und somit ihren sozialen Status gefährdet sehen, bedienen sich viele dieser Männer des ursprünglich weiblichen Moments der Ästhetik, um ihr verlorenes Profil neu zu definieren. Man spricht in diesem Zusammenhang auch von »urban male«.

Der ästhetische Schlüsseleffekt

Der ästhetische Schlüsseleffekt ist ein visueller Reflex, der bei der Betrachtung einer Körpersilhouette eintreten kann oder eintreten sollte. Sich reflexartig angezogen zu fühlen, Lust auf den andern zu verspüren, ist ein notwendiges Element der gegenseitigen Annäherung.

Für diesen ästhetischen Schlüsseleffekt eines Körperbildes spielt die Frage/der Aspekt des Alters eine große Rolle. Dies bedeutet, dass sich das Thema Sexualität wie ein roter Faden durch unser gesamtes Leben zieht. Auch der reduzierte Hormonspiegel nach Einsetzen der Menopause der Frau und der Adrenopause des Mannes wird die sexuelle Lust zwar vermindern, sie kommt aber nie vollständig zum Erliegen. Ein reduziertes sexuelles Bedürfnis führt zu einem Entwöhnungsverhalten, das man in vernünftigem Maße durch Steigerung der individuellen Attraktivität ausgleichen kann. Insbesondere können heute durch moderne, einfache Körperformungsverfahren jung wirkende, ästhetische Schlüsseleffektbilder wiederhergestellt werden, die der Lebensphase des frühen Erwachsenenalters entsprechen. Zusätzliche, das Körperbild beeinflussende Faktoren wie die Oberbekleidung, die Frisur und das Make-up sind Interaktionselemente im gesellschaftlichen Umfeld und eröffnen neuen (Spiel-)Raum für soziale Denk- und Handlungsweisen. Realistisch betrachtet, hört dieser Mechanismus der Geschlechterbewertung erst dann auf, wenn sich am Ende des Lebens der Sargdeckel schließt und das körperliche Agieren eines Menschen endet. Wohl dem, der dank der heutigen Möglichkeiten, die die ästhetische Medizin bereithält, erfolgreich eine Verlängerung seiner Attraktivität erzielt hat. Wie klug und treffend ist doch der Ausspruch der französischen Grande Dame der Mode, Coco Chanel, die sagte: »Alter schützt vor Liebe nicht, aber Liebe vor dem Altern.«

Sieg der Individualität

Den Impuls unserer Zeit und meiner Arbeit im Besonderen sehe ich eher darin, eine neue Zufriedenheit bei jedem Einzelnen zu wecken, als eine abstrakte Schönheit zu kreieren. Wir Menschen haben die Möglichkeit zur Individualität oder besser, wir leben von unserer Individualität, um uns in unserem sozialen Umfeld eindeutig zu definieren. Dafür gibt es unzählige Beweise. Nehmen wir Barbra Streisand. Sie wird trotz ihrer zu großen Nase allein durch ihre göttliche Stimme zu einem begehrlichen Objekt. Bei weiterer Betrachtung dieser Frau fällt dann auf, dass diese auffällige Nase in ein überdurchschnittlich attraktives Gesamterscheinungsbild eingebettet ist. Dadurch wird die negative Wirkung der Nase einerseits zwar stark gehemmt, andererseits wiederum wirkt die Nase als Anlass, dieses Gesicht ständig ansehen zu wollen. Da nun in der Summe der Einzelwirkungen die positiven Attraktivitätsmerkmale deutlich überwiegen, wird die »hässliche« Nase zum positiven Blickfang im Rahmen der Gesamterscheinung.

Noch einmal anders dargestellt, soll dieses Beispiel zum Ausdruck bringen, dass gerade unattraktive Auffälligkeitsmerkmale im Zusammenhang mit einem ästhetisch harmonischen Gesamtprofil eine besondere Verstärkung der attraktiven Ausstrahlung bewirken.

Anders wäre es, wenn sich die Streisand-Nase in einem mit Aknenarben versehenen Gesicht befände, das zusätzlich mit Zornesfalten und tiefen Marionettenfalten versehen ist.

Die Gesamterscheinung führt letztendlich zu einer in überwiegender Art und Weise positiven Akzeptanz in unserer Umgebung: in der Familie, im Beruf und im Rahmen des privaten Freundeskreises. Und auf diese Weise steigert sich ein Teil unserer eigenen Lebensqualität, da diese Akzeptanz einen Menschen glücklich macht. Wenn es um Lebensqualität geht, ist letztlich auch immer die sexuelle Ebene betroffen. Das hierfür erforderliche Selbstbewusstsein zu entwickeln und daraus resultierend ein uneingeschränktes Leben führen zu können, setzt wiederum eine innere Sicherheit voraus, die aus der Kraft der eigenen Attraktivität und Stärke genährt wird.

Als Arzt und ästhetischer Mediziner muss man dem Patienten, der nach einem kritischen Blick in den Spiegel in die Praxis kommt, um nach Rat zu fragen und eventuell etwas an seinem Äußeren zu verändern, viel Respekt zollen.

Versetzt man sich realistisch in einen solchen Patienten, so wird schnell klar, dass es sich bei seinem Anliegen um keine emotional angetriebene Übersprungshandlung handelt, sondern um einen wohlüberlegten Schritt, der viel Mut und eine große Überwindung erfordert. Gerade die damit verbundene körperliche und mentale Entblößung ist eine große Herausforderung für den Patienten. Diese wird dann in den meisten Fällen geringer, je stärker sich ein vertrauensvolles Arzt-Patienten-Verhältnis aufbaut.

Manchmal ist es als Hilferuf zu verstehen, wenn jemand eine Beratung oder gar eine Behandlung ins Auge fasst. In allen Fällen befindet sich der betroffene Patient – nicht Kunde! – in einer ausgeprägten Konfliktsituation, die ihn schwer belastet. Diese lässt ihn so leiden, dass er sich mitteilen muss und bereit ist, das Problem einer fremden Kompetenz anzuvertrauen. Ist beispielsweise der Partner gestorben, braucht eine Frau die Operation vielleicht als Katalysator, um wieder ins Leben eintreten zu können. Andere häufige Anlässe sind Trennungen in der Partnerschaft, manisch ausgeprägter Narzissmus oder aber auch der Wunsch, eine bestehende Beziehung durch die Normalisierung von angeborenen unproportionalen Körperverhältnissen zu festigen. In allen Fällen möchte der Betroffene im positiven Sinne für sich werben, für soziale Akzeptanz und Integration, um sein Leben erfolgreicher zu gestalten.

An diesem Punkt stellt sich die Frage, warum uns eigentlich hängende Wangen oder Reithosen an den Oberschenkeln stören. Korreliert unsere Körpersprache mit einem negativen Eindruck beim Betrachter (wie zum Beispiel bei dunklen Augenringen: schwach, krank, verbraucht, müde etc.), dann entsteht beim Betrachter ein Gefühl der Enttäuschung oder Demotivation. »Man will mit demjenigen nichts zu tun haben!«

Wir Menschen verfügen über ein gewisses Form- und Ästhetikempfinden. So wie jeder von uns eine Delle am Auto erkennt, die nicht dorthin gehört, so könnte jeder Laie vor einer Fettabsaugung genau die Zonen an einem fremden Körper anzeichnen, die korrigiert werden sollten. Dies sind alles Zonen, die unserem Formempfinden widersprechen. Wir werden mit dieser Fähigkeit geboren. Darüber hinaus haben bestimmte kombinierte körperliche Zustände wie zum Beispiel hängende Wangen eine tiefe Nasolabialfalte, dunkle Augenringe und eingefallene Wangen eine psychologische Bedeutung in der Ausdruckswirkung. So liest man in dem Gesicht eines solchen Patienten die Eigenschaften: Müdigkeit, Erschöpfung, Kraftlosigkeit, Vergänglichkeit, Krankheit.

Gesellschaftliche Normen

Unser Lebensgefühl und der aktuelle Zeitgeist werden von religiösen Traditionen und Wertvorstellungen, vom sozialen Stand, den technischen Gegebenheiten der Epochen sowie durch die Medien bestimmt.

So ist die öffentliche Diskussion oft abstrakt und anonym, gehorcht rationalen Zusammenhängen und Notwendigkeiten, die aus Sicht des Individuums teilweise fast grotesk und respektlos erscheint.

Auch heute ist leider die politische Diskussion um die Umsetzung einer medizinischen Versorgung am Rande des ethisch Vertretbaren wahrzunehmen. Ebenso steht der demographische

Wandel in Mitteleuropa im Mittelpunkt einer Debatte, die den Einzelnen in seiner Existenzqualität nicht berücksichtigt.

Wie ist es denn, wenn wir »alt« werden, wie fühlt es sich an, und wie einfach ist es für das einzelne Individuum, mit dem »homöopathischen Ableben«, dem Altwerden, umzugehen?

Es wird so oft von »Altern in Würde« gesprochen. Aber wie soll das aussehen, frage ich mich immer wieder. Jeder Mensch hat Anspruch auf ein selbstbestimmtes, erfülltes Leben, in jedem Lebensalter. Das bedeutet, dass er sich in und mit seinem Körper wohlfühlt. Das bedeutet aber auch, dass er frei von gesellschaftlichen Zwängen entscheiden kann, wann und in welchem Umfang er etwas an seinem Lebensweg und somit auch an seiner Gestalt verändern möchte. Man muss unterscheiden, um welche Altersklasse es sich handelt. Ein 27-Jähriger wird andere Ziele verfolgen als ein 48-Jähriger oder gar ein 70-Jähriger. Ganz wichtig ist es, zu ergründen, wo jeder sich selbst sieht.

Das Verhältnis zum eigenen Körper hat sich enorm gewandelt. Heute sind die Menschen einer ganz anderen gesellschaftlichen Evolution unterworfen als noch die vorherige Generation. Wer ging vor 30 Jahren in seiner Mittagspause joggen oder hat mit 60 noch einen so waghalsigen Sport wie Drachenfliegen erlernt? Die Akzeptanz in unserer modernen Gesellschaft hat sich verändert. Wir gehen ins Fitnessstudio und machen Herz-Kreislauf-Training. Wir tun heute noch in fortgeschrittenem Alter Dinge, die früher undenkbar gewesen wären.

Heute vierzig sein ist wie früher dreißig sein

Das allgemeine Streben nach Jugendlichkeit und Schönheit hat weltweit einen der größten und lukrativsten Märkte entstehen

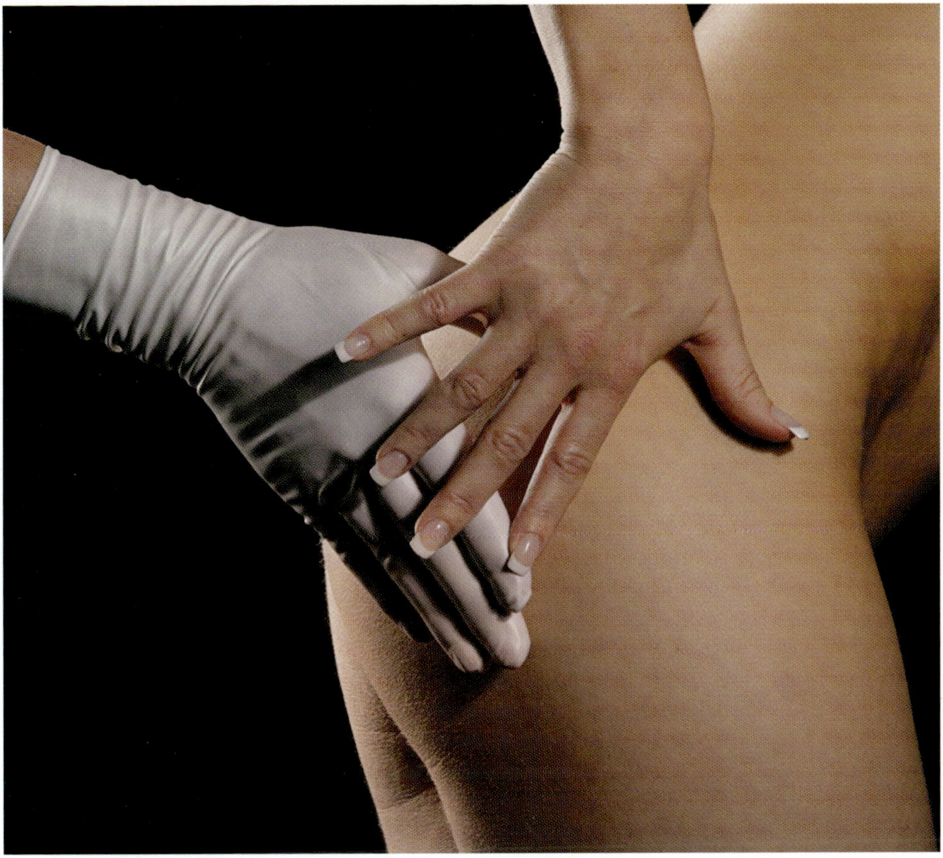

In der ästhetischen Medizin ist das typische Arzt-Patienten-Verhältnis eigenen Gesetzen unterworfen. Der Patient bestimmt, ob er eine Maßnahme an sich vornehmen lassen möchte, der Arzt berät und setzt den Patientenwunsch in die Realität um. Der Patient ist jedoch letztendlich derjenige, der bestimmt, was geschieht.

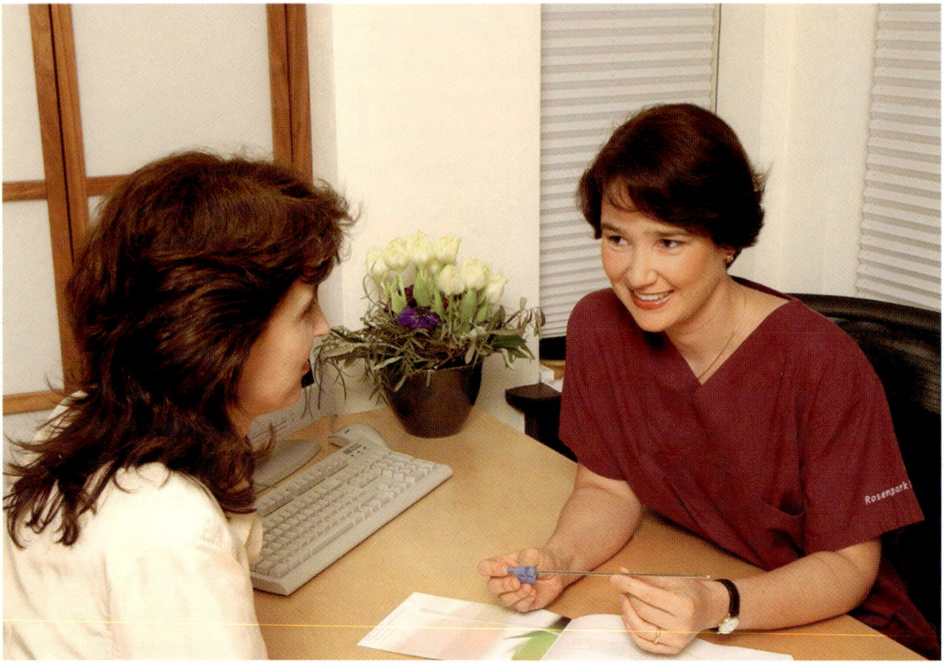

Ein ausführliches, umfassendes Beratungsgespräch in entspannter Atmosphäre, das nie den Charakter eines Verkaufsgesprächs haben sollte

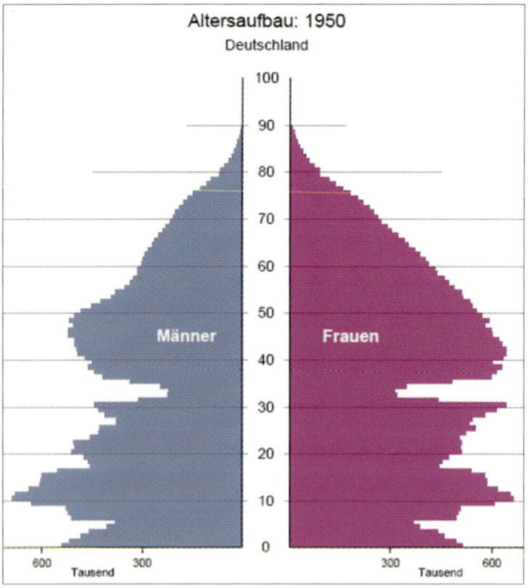

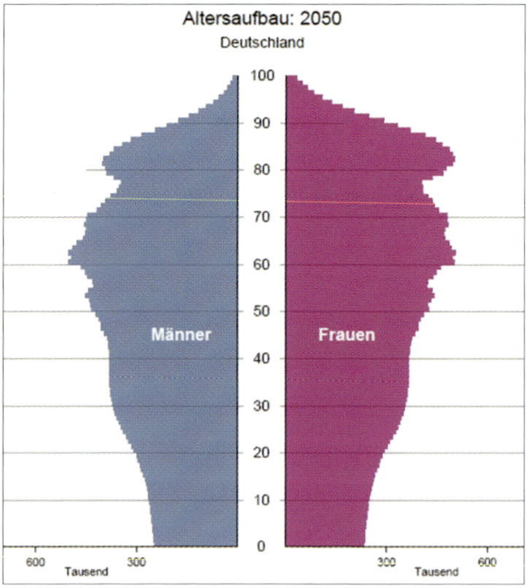

Bevölkerungspyramide Deutschlands von 1950 und 2050, von der Pressestelle des Statistischen Bundesamtes zu Verfügung gestellt

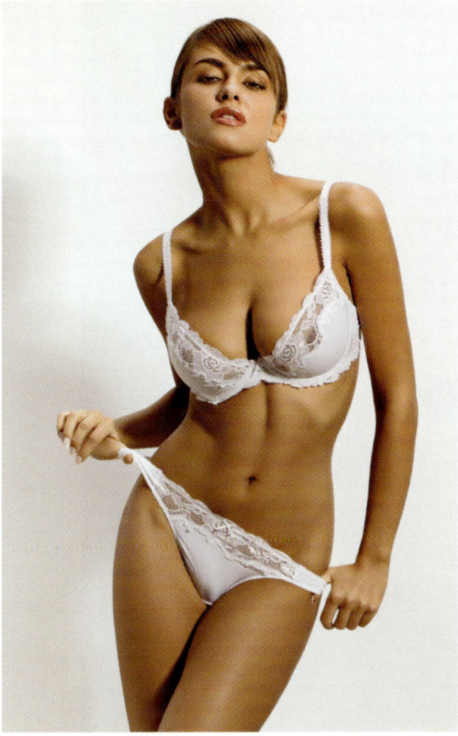

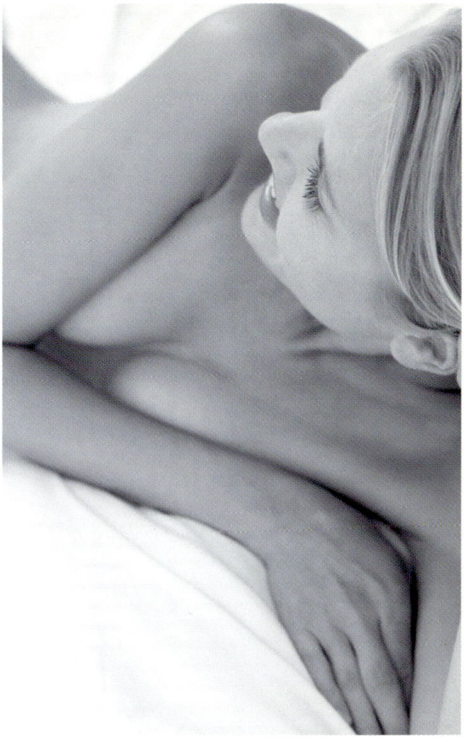

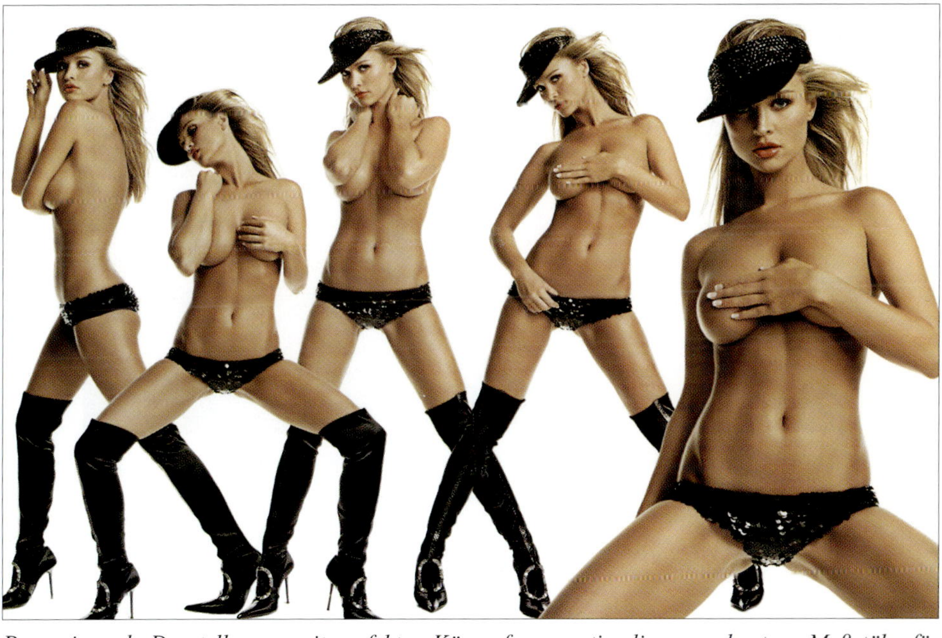

Provozierende Darstellungen mit perfekten Körperformen stimulieren und setzen Maßstäbe für unseren Zeitgeist, unseren Körper intensiver wahrzunehmen. In gleichem Maße werben Wellness-Darstellungen, die Wahrnehmung für ein bewusstes Körpergefühl zu schaffen.

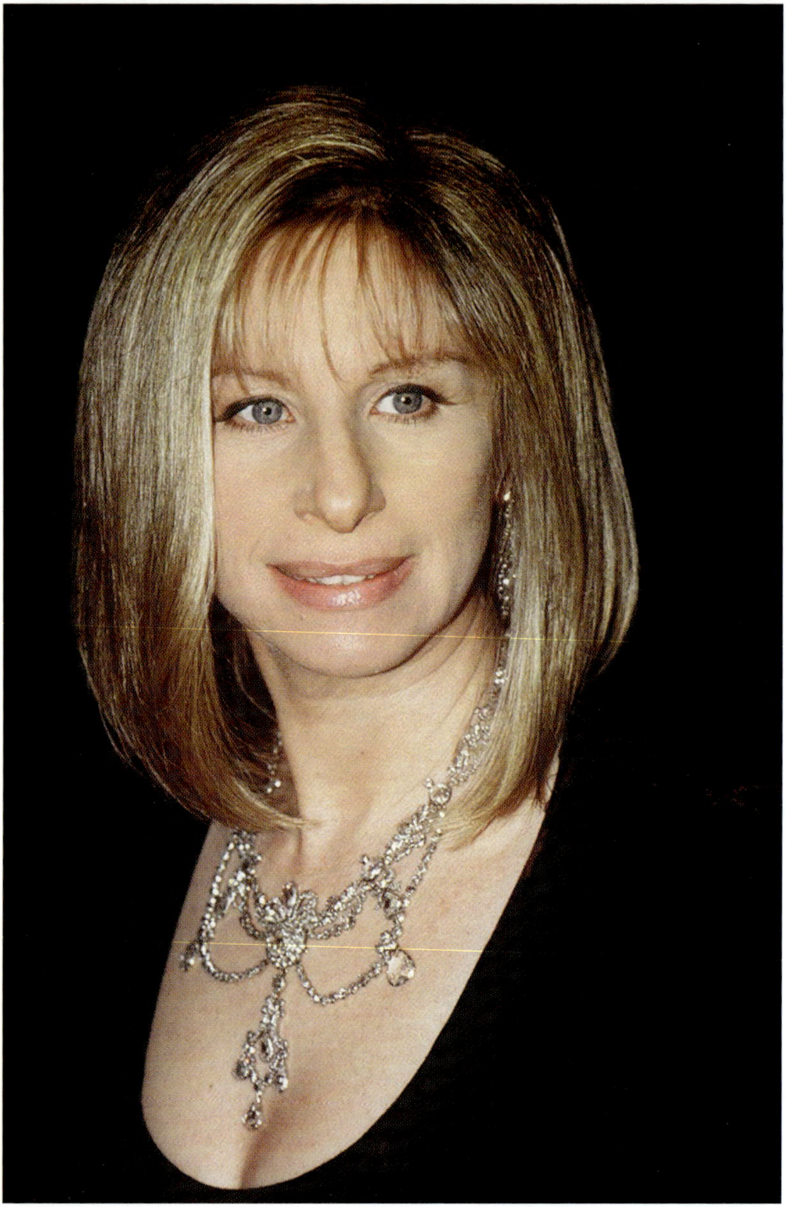

Barbra Streisand

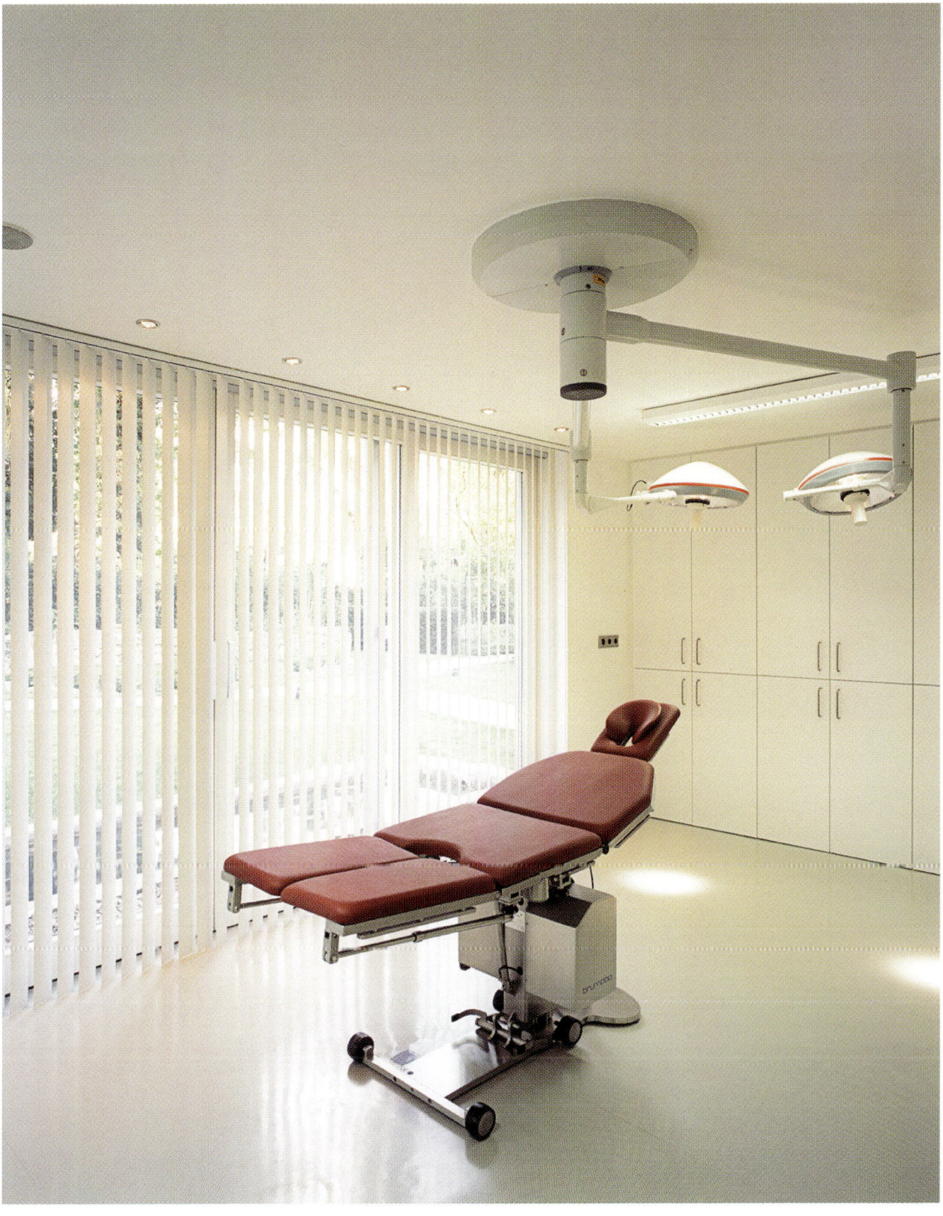

Ein OP-Saal einer Klinik für ästhetische Chirurgie, der auf medizinisch vermeidbare Attribute des klassischen Ambientes einer Krankenhauseinrichtung verzichten sollte.

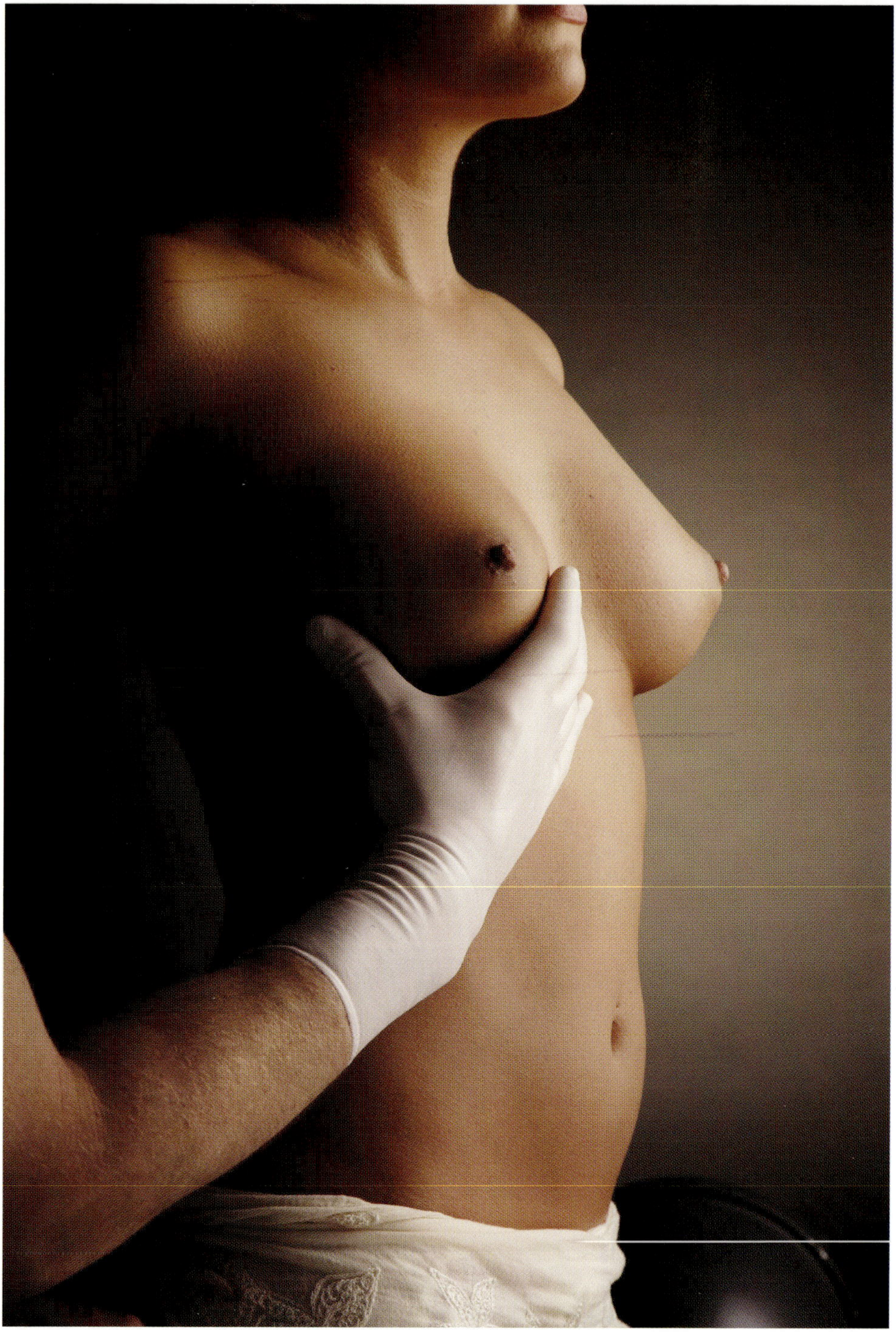

Ästhetische Chirurgie ist höchsten Anforderungen unterworfen, die neben der fachlichen Spezialisierung des Arztes zusätzlich die Notwendigkeit der selbstlosen psychologischen Führung des Patienten und die künstlerische Vision des erfolgreichen Behandlungsergebnisses beinhalten.

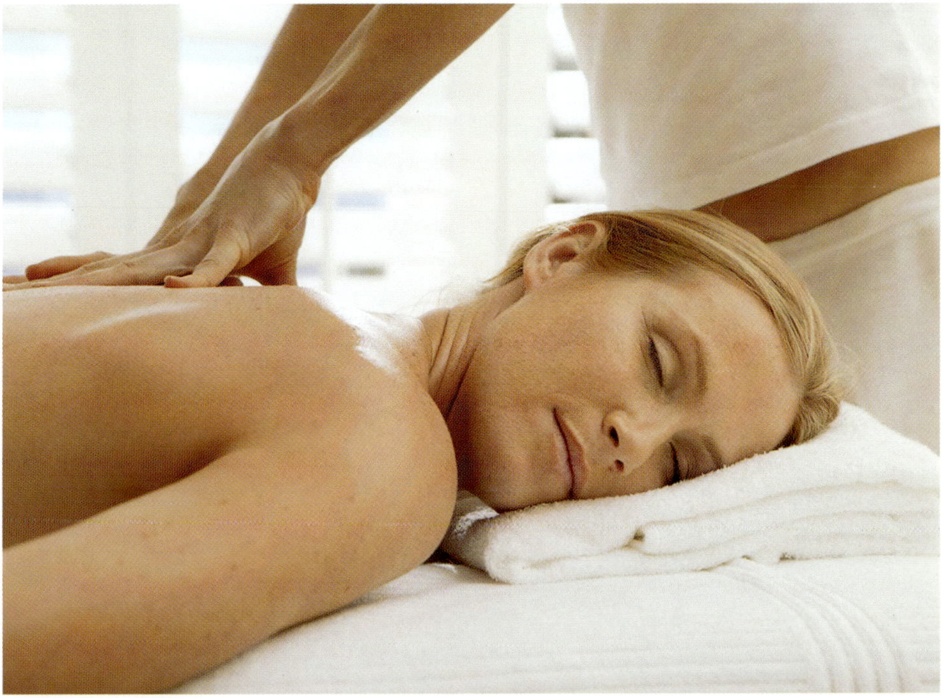

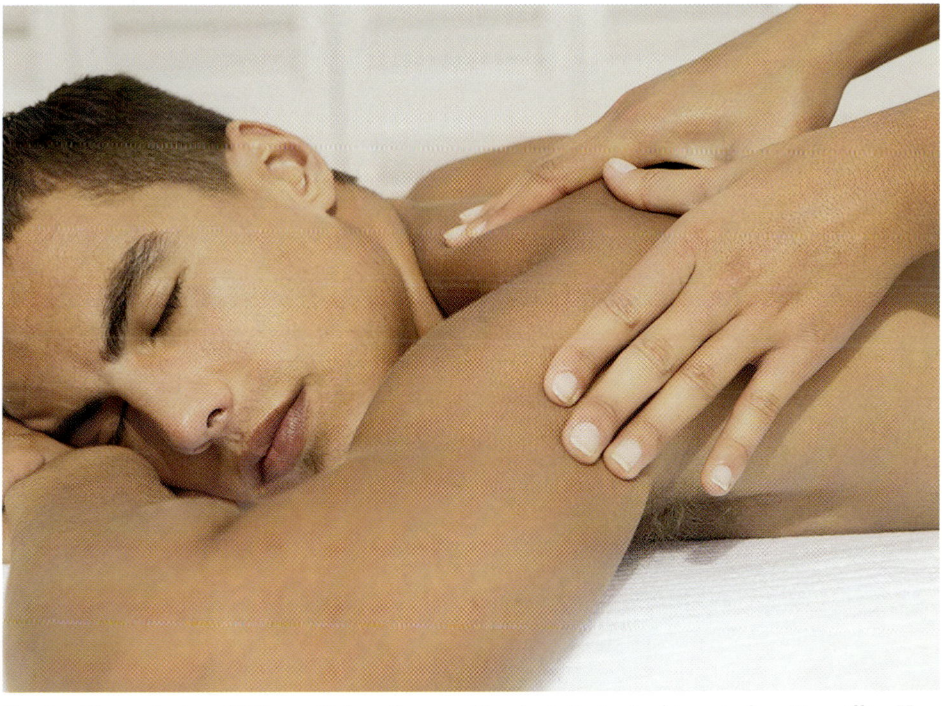

Vergleichbar mit einer Wellness-Behandlung, sollte ein ästhetisch-chirurgischer Eingriff in Harmonie und Ruhe und auf der Grundlage des Vertrauens zum ausgewählten Arzt erfolgen.

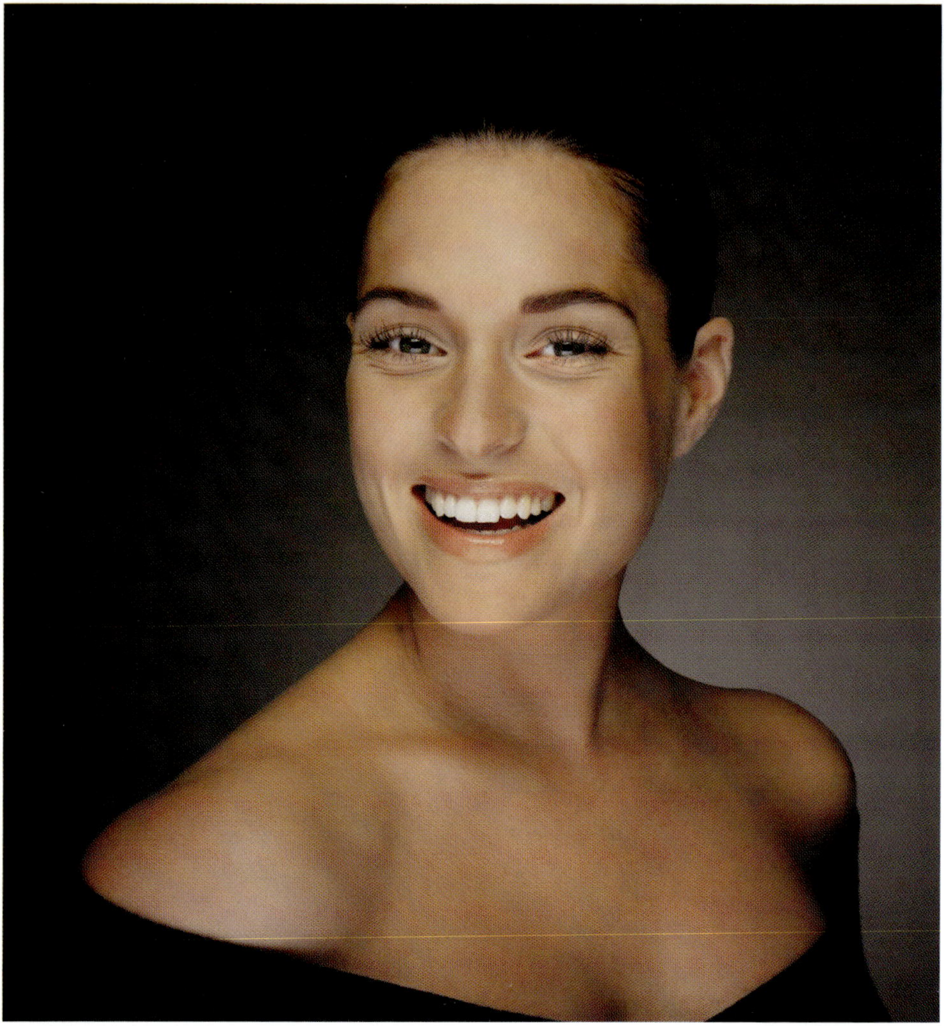

Am Ende einer erfolgreichen ästhetisch-medizinischen oder ästhetisch-chirurgischen Behandlung steht der zufriedene Patient mit einem gestärkten Selbstbewusstsein.

lassen. Das Anti-Aging-Segment ist inzwischen ein eigener Industriezweig. Das Marktforschungsunternehmen ACNielsen geht davon aus, dass der Sektor Anti-Aging-Hautpflege aktuell 30 Prozent des gesamten internationalen Marktes für Hautpflegeprodukte ausmacht. In den USA fließen gar zwei Drittel aller Ausgaben für Hautpflege in Anti-Aging-Produkte. Auch bei uns wird viel Geld in jugendliches Aussehen investiert: In Deutschland wurden im Jahr 2005 fast 280 Millionen Euro allein für Anti-Aging-Produkte ausgegeben. Das macht 36 Prozent der gesamten Gesichtspflege aus.

Dass Verbraucher rund um den Globus das Älterwerden neu definieren, zeigt eine Studie, die ACNielsen im Juni 2006 durchgeführt hat. An der größten Befragung dieser Art nahmen 22781 Internetnutzer aus 41 Ländern teil. Das subjektive Altersgefühl hat sich deutlich verschoben. Ein 60-Jähriger fühlt sich heute keineswegs alt. Die Mehrheit der Konsumenten, in Deutschland sind es 41 Prozent, ist der Meinung, dass mit 60 die mittleren Jahre erst beginnen. Drei von fünf Verbrauchern bejahen die Aussage: »Heute zwischen vierzig und fünfzig zu sein ist wie früher zwischen dreißig und vierzig zu sein.«

»Die Zeit zwischen vierzig und sechzig ist mittlerweile der Lebensabschnitt, in dem sich viele glücklicherweise sowohl persönlich als auch finanziell gesehen entspannen und zuversichtlich fühlen können«, sagt Michaela Hockenberger, Director Marketing bei ACNielsen Deutschland. »Das bedeutet allerdings nicht, dass man notwendigerweise auch aussehen will wie 40 plus.«

Deshalb ist auch für viele das Thema Schönheitsoperation kein Tabu mehr, wie die ACNielsen-Befragung zeigt. Am höchsten ist die Bereitschaft zu ästhetisch-chirurgischen Eingriffen in Russland. Hier gaben 48 Prozent der Befragten an, eine Schönheitsoperation in Erwägung zu ziehen, um so den Alterungsprozess zu verzögern. In Deutschland sind es 16 Prozent.

Interessant ist dabei, dass sich nur zehn Prozent der deutschen Männer mit dem Gedanken an eine Schönheitsoperation anfreunden können, während für jede vierte der befragten deutschen Frauen der Gang zum Chirurgen durchaus vorstellbar ist. »Ästhetische Chirurgie ist heutzutage sozial akzeptiert und finanziell machbar«, meint Hockenberger. »Wenn sich Schönheits-OPs tatsächlich als Anti-Aging-Lösung durchsetzen, könnte in zwanzig Jahren der Gang zum plastischen Chirurgen für viele Menschen genauso normal sein wie der Gang zum Friseur.« (Quelle: ACNielsen 2006)

Der demographische Wandel aus der Sicht einer Altersforscherin

Zentral in allen Industrienationen wirft der demographische Wandel die Frage auf, wie legitim schönheitschirurgische Eingriffe sind. Die Menschen werden heute älter denn je; ein neugeborenes Mädchen kann statistisch gesehen mit 102 Lebensjahren rechnen. Ihnen stehen nicht nur alle Möglichkeiten der Allgemeinmedizin zur Verfügung, sondern, wenn gewünscht, auch die Fortschritte der Schönheitschirurgie sowie der nicht chirurgischen Behandlungsmöglichkeiten.

Wenn es legitim und normal ist, dass zum Beispiel ein alterndes Herz einen Herzschrittmacher eingesetzt bekommt, damit der Patient wieder mehr Lebensqualität erhält, wieso sollten die Fortschritte der Schönheitschirurgie, wenn Mann/Frau danach verlangt, nicht auch legitim und anerkannt sein? Es handelt sich hier doch ebenso, ausgeführt nach einer seriösen Beratung, um genau so eine Steigerung der Lebensqualität. Etwa ab dem 50. Lebensjahr stehen viele tatsächlich »auf der anderen Seite des Spiegels«, der uns mitleidlos ein ungeschöntes Spiegelbild zurückwirft. Und das vielleicht dreißig Jahre lang. Das kann natürlich stark variieren, denn die kalendarischen Jahre unterscheiden sich oft gravierend von den subjektiv gefühlten Lebensjahren. Wir bekommen das immer noch bestehende Bild vom älter werdenden Menschen der westlichen Gesellschaft gezeigt, denn von einer Entwicklung einer Alterskultur sind wir noch weit entfernt.

Unbestritten ist, dass Menschen das Recht haben, medizinische Hilfe in Anspruch zu nehmen, wenn körperliche und seelische Schäden damit behoben werden können. Der medizinische Behandlungskreis wird für den Hilfesuchenden auch sinnvoll geschlossen, indem er das vielfältige Angebot nutzen kann. In diesen Kreis gehören aber auch ganz selbstverständlich seriöse, gut ausgebildete Schönheitschirurgen. Welche Angebote der Patient dann letzten Endes nützen will, ist unbenommen seine Sache.

Eleonore Wolf, Diplom-Gerontologin

Hautalterung global betrachtet

Die Haut ist maßgeblich dafür verantwortlich, ob jemand jünger oder älter wirkt, als er tatsächlich ist. Doch nicht jede Haut altert mit der gleichen Geschwindigkeit. Dabei spielen nicht nur Umwelt- und genetische Faktoren eine maßgebliche Rolle, sondern auch Unterschiede in der ethnischen Herkunft. Die erste detaillierte und objektive Forschungsarbeit zu diesem Thema hat Erwin Tschachler, Professor an der Wiener Universitätsklinik für Dermatologie, im Jahr 2000 für das Chanel-Institut für Grundlagenforschung (C.E.R.I.E.S) veröffentlicht. Die Vergleichsstudie wurde an 281 Französinnen, 258 Japanerinnen und 298 Koreanerinnen zwischen 18 und 80 Jahren durchgeführt. Dabei wurden die Falten nach vier Altersstufen untersucht: von 18 bis 34 Jahren, 35 bis 49 Jahren, 50 bis 64 Jahren und 65 bis 80 Jahren.

Das Fazit der Studie: Asiatische Frauen unter 50 Jahren wirken durchschnittlich zehn Jahre jünger als Europäerinnen. Haben sich bei ihnen jedoch erst einmal Falten gebildet, vertiefen sie sich viel schneller. Französinnen sind die Ersten, die schon zwischen 18 und 34 Jahren sichtbare Falten auf der Stirn haben. Und Oberlippenfältchen scheinen eine »europäische Ausnahmeerscheinung« zu sein. Sie treten bei den Französinnen in der Regel ab 50 Jahren auf, bei den Asiatinnen jedoch erst ab dem 65. Lebensjahr, und auch nur bei 30 Prozent mit deutlicher Ausprägung.

In den drei untersuchten Bevölkerungsgruppen stellte sich heraus, dass als Erstes Mimikfalten auf der Stirn entstehen. Nasolabialfalten sind diejenigen Altersanzeichen, die sich im Laufe der Zeit bei den Japanerinnen am meisten verschlimmern, während die Oberlippenfältchen ein typisches Altersanzeichen der Französinnen sind.

Woher kommen diese Unterschiede?

Die Tatsache, dass sich bei Europäerinnen so frühzeitig Falten bilden, könnte in der starken, mimikbedingten Beweglichkeit des Gesichts begründet sein. Auch könnten die Laute der französischen Sprache die Faltenbildung an den Lippen fördern, während die Japanerinnen und Koreanerinnen unter diesem Phänomen kaum zu leiden haben. Auch Sonnenbaden und Tabakrauch begünstigen diese Falten. Die Europäerinnen schützen ihre Haut weniger akribisch vor Sonnenstrahlung als die asiatischen Frauen und setzen sie kurzzeitig sogar intensiv der Sonne aus.

Dass Asiatinnen vor frühzeitiger Faltenbildung besser geschützt sind, könnte auf folgende Faktoren zurückzuführen sein: Koreanerinnen haben eine dickere Epidermis (Oberhaut), und bekanntlich hat die Epidermis nicht nur eine mechanische Schutzfunktion für die Haut, sondern spielt auch auf biologischer Ebene eine wesentlich Rolle. Sie trägt dazu bei, die Bestandteile der Lederhaut im Gleichgewicht zu halten.

Schwierig zu erklären ist die spätere, dafür aber umso stärkere Faltenbildung bei den Asiatinnen. Möglicherweise sind sie später anfällig für die chronologischen Alterungsprozesse. Auch die besonders aggressiven UV-Strahlen in Asien könnten dafür verantwortlich sein. Eine mögliche Antwort besteht ferner darin, dass sich die Haut im Laufe der Jahre durch eine stärkere Pigmentierung an ihre Umwelt anpasst. Dieser natürliche Schutzmechanismus könnte sich bei den Asiatinnen über 30 stabilisieren, während er sich bei den Europäerinnen bis etwa zum 45. Lebensjahr immer weiter verstärkt. (Quelle: C.E.R.I.E.S., Chanel-Institut für Grundlagenforschung, Paris)

Neben diesen ethnischen Unterschieden ist die Hautalterung einem eigenen, genetisch fixierten Alterungsprozess unterworfen, der sich in zwei wesentlichen Bestandteilen unterscheidet, die als ein von innen und von außen gesteuertes Hautaltern bezeichnet werden. Das von innen gesteuerte, intrinsische Altern wird von den genetisch beeinflussten individuellen Alterungsprozessen bestimmt, auf die ein Mensch keinen Einfluss nehmen kann.

Das äußere Hautaltern wird im Wesentlichen durch die kumulative Sonnenstrahlkonfrontation bestimmt, so dass man hier auch vom »Lichtaltern« spricht. Je mehr Sonnenexposition eine Haut während des Lebens erfährt, umso stärker wird sie altern; es sei denn, dass genetisch angelegte Schutzmechanismen diesen Alterungsprozess überdurchschnittlich abbremsen.

Das Altern der Haut setzt sich also aus dem Zusammenspiel von Lichtaltern, Genetik und Schutzmechanismen zusammen. Interessant ist, dass man hinter den Ohren oder im Bereich der Haut des Steißbeines den reinen, intrinsisch bedingten Hautalterungszustand auffindet, da hier nahezu keine relevante UV-Exposition stattfindet. Weitere Beschleuniger der Hautalterung sind Rauchen, Alkohol und zu wenig Schlaf. Entscheidend für den gesamten Hautalterungsprozess ist das Verständnis dafür, dass unsere Haut über die Dauer des Lebens ein Sonnengedächtnis hat und die Stunden der UV-Exposition summarisch aufaddiert. Deshalb ist es wichtig, bereits im jungen Alter auf einen konsequenten Sonnenschutz zu achten, also mit Hilfe von Sonnenschutzcreme, aber auch durch mechanische Mittel wie Hüte, Kappen und entsprechende Oberbekleidung wie T-Shirts und lange Hosen das Einwirken der UV-Strahlen zu vermeiden. Ebenso sollte die Sonne zu ihrer intensivsten Zeit zwischen 11 und 15 Uhr wenn möglich gemieden werden.

Was ich an diesem Beruf liebe

Ich bin gerne Schönheitschirurg, obwohl viele meiner Kollegen sich gerade über diese Bezeichnung mokieren. Wenn man ganz präzise sein will, sind wir entsprechend unserer Ausbildung Fachärzte für Dermatologie und anderer Fachrichtungen oder Fachärzte für plastische Chirurgie. Aber wir alle, die wir als Ärzte auf dem Gebiet der Ästhetik tätig sind, kümmern uns um die Schönheit der Menschen.

Für mich ist dieser Beruf eine Passion. Mich begeistern Tag für Tag immer wieder aufs neue der intellektuelle Anspruch, der mit dieser Tätigkeit verbunden ist, und die Präzision und Technik, die hinter jedem Eingriff stecken. Aber das größte Erlebnis für mich ist es, zu sehen, wie ich Menschen glücklich mache. Die Freude in ihren Augen nach einem gelungenen Eingriff ist das faszinierendste Erlebnis. Warum?

Wir haben immer nur eine Chance!

Unser Leben ist das Einzige, was wir tatsächlich besitzen. Umso mehr ist unser Leben für die Dauer unserer Existenz auf unserem Planeten Erde der wertvollste Schatz, den wir jemals haben werden und den es zu behüten gilt, zu pflegen und zu schonen. Trotzdem wissen wir von unserer Vergänglichkeit und den Alterungsprozessen, die diese Vergänglichkeit versinnbildlichen und sichtbar machen. Beim Blick in den Spiegel erkennen wir uns, meist ohne zu fragen, wie wir auf unser Umfeld in der Familie oder im Freundeskreis wirken. Wir sind an uns gewöhnt, zufrieden mit uns und der Welt und mehr oder weniger gesamtglücklich.

Tritt jedoch im Leben eines Menschen ein Konflikt auf, so kann sich dies schlagartig ändern. Die Auseinandersetzung mit dem eigenen, sich altersbedingt verändernden Erscheinungsbild löst für Menschen, die man als ästhetiksensibel bezeichnen könnte, eine Vielzahl von möglichen Reaktionen aus. So stellt das Altern an sich noch nicht einmal das größte Problem dar, sondern vielmehr die mit dem Altern verbundene »Entwertung« eines Individuums, was den sozialen Status oder das Begehrtsein als Frau betrifft. Dieses Verlustempfinden kann zu einer tiefen inneren Verunsicherung führen und als »ästhetische Altersschwäche« bezeichnet werden.

Wenn dies nun von einem Menschen wahrgenommen und

empfunden wird, kann der daraus resultierende Konflikt zur psychischen Belastung werden und mit einer langen Leidensgeschichte einhergehen. Somit wäre es fahrlässig, wenn ein solcher Konflikt nicht mit größter Sorgfalt und Sensibilität gehandhabt werden würde. Daher stellt jeder ästhetische Patient, der als Neupatient oder als Betreuungspatient zur wiederholten Vorstellung kommt, eine besondere Herausforderung dar, an der sich der ästhetische Mediziner immer wieder messen lassen muss.

Wir dürfen nie vergessen, dass wir in jeder Lebenssituation immer nur eine Chance haben und der mögliche Impuls in unserem Leben nicht stattfindet, wenn diese Chance nicht genutzt wird.

Man kann immer nur ein Kleid tragen, eine Tasche, einen Gürtel, einen Modestil verkörpern, eine Frisur tragen, eine Figur haben oder einen Gesichtsausdruck. Daraus resultiert unsere Wirkung auf unsere Umgebung, und wir haben immer nur einmal die Chance des ersten Mals, um den für uns persönlich günstigsten Eindruck zu machen.

Es stellt sich natürlich die Frage, ob man das für sich überhaupt will oder beansprucht. Das ist jedoch sicherlich eine Frage der Lebensphilosophie und des eigenen Anspruchs an sich selbst, welche Prioritäten für den eigenen erfolgreichen Lebensweg gesetzt werden.

Diese Herausforderung wird noch durch mehrere Begleitumstände ergänzt und erschwert. In der Aufklärung und Abklärung ästhetischer Fragestellungen werden die entscheidenden Faktoren, die zu einer Behandlungsentscheidung führen (Indikationsstellung), von vielen sich gegenseitig beeinflussenden Zuständen und Behandlungskonsequenzen beeinflusst. Man kann sich leicht vorstellen, dass nicht in allen Fällen nur die große Gesichtsstraffung die einzig richtige und alleinige Vorgehensweise ist und eine einfache Behandlung mit Botulinumtoxin den Patienten sogar mehr zufriedenstellen kann. Manchmal ist gerade eine kleine Optimierung alles, was sich ein Patient wünscht. Hier sind sicherlich hohes Verantwortungbewusstsein und Seriosität des Mediziners erforderlich, um die häufig unerfahrenen Patienten richtig zu beraten.

Damit stellt sich natürlich die Frage, wie mein beruflicher Werdegang und meine persönlichen Erfahrungen auf die Entwicklung meiner eigenen ethischen und philosophischen Werte Einfluss nahmen.

Als Sohn von nicht akademischen Eltern der Mittelschicht in der Nachkriegszeit erfuhr ich die wesentliche Prägung durch meine Mutter, die häufig ästhetische Fragen ansprach. Der Beruf meines Vaters – er war Handelsvertreter – erhob den täglichen Anspruch an Schlips und Kragen inklusive Anzug. Jedoch gab es auch alltägliche Situationen, die mir die Bedeutung einer ästhetisch optimalen Erscheinung vor Augen führten und mich prägten. Ebenso entscheidend jedoch war meine wiederholte Erkrankung an einem Lymphknotenkrebs, der mir als junger Erwachsener den Wert der Gesundheit nur zu deutlich vor Augen führte. Ebenso zeigte mir diese Schlüsselerfahrung, welch große Bedeutung die Medizin hat, so dass meine Entscheidung, in diesem Berufsfeld tätig sein zu wollen, feststand. Ob es am Gefühl der Dankbarkeit für die eigene erfahrene Hilfe in wirklicher Not lag oder am Wunsch, mit dem neu erhaltenen Leben Sinnvolles zu gestalten, ist mir selbst nicht ganz klar.

Jedoch war die berufliche Entscheidung, aus Überzeugung in der Versorgungsmedizin tätig zu sein, bis heute die richtige. Der verständliche Plan, sich in der onkologischen Medizin zu engagieren, wurde jedoch bald von einer mit meiner Gefühlswelt unvereinbaren Belastung gebremst, da die ständige Auseinandersetzung mit Krebskranken für einen ehemals Betroffenen wie mich nicht vereinbar war.

Im Gegensatz dazu schien die Dermatologie, die Behandlung von leidgeplagten Hautkranken, die ihre – wenn auch meistens nicht lebensbedrohliche – Erkrankung sichtbar an der Hautoberfläche tragen, nahezu das ideale Fachgebiet für mich. Es zeigte sich schnell, dass die Erkrankung und die eingeschränkte Lebensqualität von beiden Patientengruppen in ihrer Konsequenz sehr ähnlich waren. Die dermatologischen Patienten waren sogar noch stärker psychisch belastet als die todkranken Krebspatienten. Diese Erkenntnisse rundeten meine Erfahrungen aus meiner Studienzeit ab, die ich bei einem USA-Aufenthalt in Las Vegas machen durfte.

Dort traf ich auch auf Tänzer und Schauspieler im Alter von Mitte 20, die mir von ihrer Angst erzählten, mit 26 Lebensjahren »zum alten Eisen« zu gehören, und die befürchteten, die jüngeren Berufsanwärter könnten attraktiver sein und ihnen den Job wegnehmen.

Hier erkannte ich zum ersten Mal – für mich damals sehr überraschend –, welch existenzielle Bedeutung die Frage der Attraktivität haben kann. Eine Überlegung, die für mich zu diesem Zeitpunkt neu war.

Die Weiterbildung zum Dermatologen wurde natürlich durch die ausbildenden Professoren, Herrn Prof. Dr. med. Erich Landes und Herrn Prof. Dr. med. Manfred Hagedorn, stark geprägt. Schon der Beginn meiner dermatologischen Laufbahn setzte entscheidende Markierungspunkte und zeigte mir, dass die ästhetische Behandlung von Alterungsprozessen der Haut großer Sorgfalt, des unbedingten Respekts und tiefen Verständnisses für die Patienten bedarf. Obwohl zu dieser Zeit Kollageninjektionen zur Faltenbehandlung der Haut die einzige, aber leider aus heutiger Sicht wirkungslose Waffe im Kampf gegen den Alterungsprozess war, wurde schon Mitte der 80er Jahre deutlich, wie in hohem Maße die psychologische Betreuung der Patienten einen großen Teil der erfolgreichen ästhetischen Behandlung ausmacht. Eine Beobachtung, die von vielen als lapidar kommentiert wird und von einem Großteil überhaupt keine Berücksichtigung findet.

Die Liebe zur ästhetischen Dermatologie konnte durch die großzügige Unterstützung meines zweiten Professors in den folgenden Jahren so weiterentwickelt werden, dass ich zunächst wohl mehr zufällig, später jedoch mit aller Konsequenz mein eigenes Behandlungskonzept umsetzen und die Rosenparkklinik gründen konnte. Diese zu Beginn aus einem Arzt und einem kleineren Mitarbeiterstab bestehende Einheit vergrößerte sich schnell, so dass die Erweiterung dieser Klinik nach drei Jahren erforderlich war. Es stellte sich nun die Frage, wie den Behandlungsbedürfnissen der Patienten in Zukunft Rechnung getragen werden könnte. Die Entscheidung fiel auf das interdisziplinäre kooperative Spezialistenteam, das Ärzte aus allen Fachrichtungen, die in der Ästhetik engagiert sind, zusammenbrachte. Der Respekt gegenüber dem Patienten, die Verehrung des menschlichen Wesens, verbunden mit den Aspekten der Nächstenliebe und der Wahrnehmung der ethischen Integrität des Patienten, sind die Grundsätze für die Entscheidung, eine solche Institution auf Spezialistenebene zu schaffen und auszubauen.

Auch wenn sicherlich in der restlichen Welt kleinere Arztgemeinschaften gute ästhetische Medizin generieren, so versucht das gesamte Team der Rosenparkklinik, in den entscheidenden Spezialgebieten der Ästhetik Leistungsangebote bereitzustellen, die durch eine große Zahl an Behandlungsfällen Erfahrung auf den jeweiligen Gebieten gewährleisten, und damit auch dem Patienten eine Behandlungssicherheit zu geben und ein unnötiges Risiko zu vermeiden. Und aus Sicht eines Patienten ist man schicksalshaft einem Risikopotenzial ausgesetzt.

Das Ziel der Rosenparkklinik ist es, als ästhetisch-medizinisches und chirurgisches Kompetenzzentrum Spezialleistungen der Schönheitschirurgie bereitzustellen, um auch schwierigen Fällen Behandlungsmöglichkeiten zu bieten und unglücklich Behandelten eine ästhetische Rehabilitation im interdiziplinären wissenschaftlichen Austausch zu ermöglichen.

… und Sie, Herr Doktor?

Oft werde ich gefragt, wie ich es mit einem ästhetischen Eingriff für mich selbst halte. Wenn ein Patient morgens auf mich zukommt und sagt: »Herr Doktor, Sie sehen aber heute wieder schlecht aus«, dann macht mich das genauso fertig wie jeden anderen Menschen. Deshalb halte ich es auch im Bezug auf meine Person für absolut legitim, dass ich bis zu einem gewissen Grad meinen eigenen ärztlichen Prinzipien Folge leiste, wenn das zu einem besseren Ganzen führt. Ein bisschen Botox in der Stirn, Hyaluronsäure zum Glätten von Falten, Eigenfett gegen die Augenringe, Selbstbräuner und gelegentlich eine straffende Thermage-Behandlung. Damit fühle ich mich einfach besser.

Mit meinen heute 52 Jahren wird mir oft deutlich, dass ich nicht mehr der Jüngste bin. Auch treffe ich täglich Menschen, die jünger sind als ich selbst. In jungen Jahren, mit circa 20, erscheint es noch so, als sei jeder, den man trifft, älter. Mit 50 und darüber hinaus hat sich das bereits deutlich geändert. Trotz des Bewusstseins, dass mit dem Besuch eines Patienten meine ästhetische Kompetenz respektiert wird, ist doch eine empfindliche Einschränkung vorhanden, wenn das eigene Profil mit dem Beratungsangebot nicht übereinstimmt. Insofern würde ich an Glaubwürdigkeit und Authentizität verlieren, wenn ich nicht in gleichem Maße meine Patienten behandle, wie ich auch selbst meine eigenen Behandlungen an mir durchführen lassen würde.

Bin ich schön?

Hatte Rubens etwa einen Sehfehler?

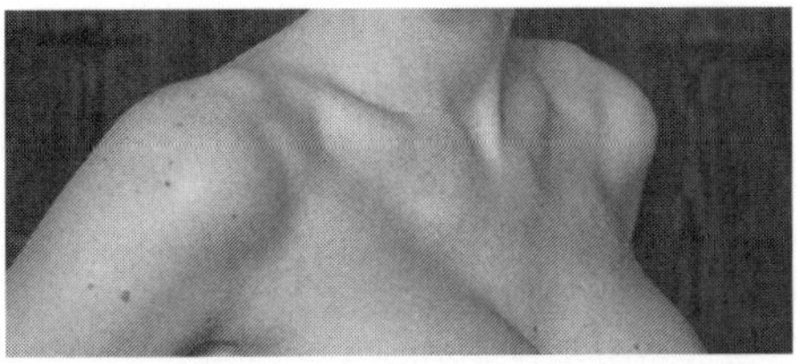

Die Frage »Bin ich schön?« beschäftigt Frauen wahrscheinlich schon seit Anbeginn der menschlichen Existenz. Künstler haben diesem Thema komplette Lebenswerke gewidmet, und Wissenschaftler haben versucht, Schönheit in Zahlen und Diagramme zu fassen. Schönheit ist etwas Wandelbares, weil sie in den Augen des Betrachters liegt. Was dem einen sein Rubens, ist dem anderen sein Picasso.

Doch gerade auf den barocken Gemälden wird oft ein geschöntes körperliches Bild wiedergegeben. Die von Peter Paul Rubens (†1640) liegend dargestellten Frauenfiguren müssten in der Realität in sitzender Position hässliche Bauchwülste, unförmige Hinterteile oder ausgeprägte Reiterhosen gehabt haben. Auf den Bildern wurden sie lediglich schön gemalt, damit diese Käufer fanden. Und nicht zuletzt entsprachen sie auch dem persönlichen Schönheitsideal ihres Schöpfers und der damaligen Zeit.

Unbestritten war es damals der Stil der herrschenden Klasse, die durch diese Körperfülle zeigen wollte, dass sie im Luxus lebte und nicht wie die armen, dünnen Bauern auf Feldern schuften musste. Heute ist es genau umgekehrt. Wer mehr arbeitet und weniger Zeit und Geld in Sport investieren kann, hat weniger Möglichkeiten, sich um sein Aussehen zu bemühen, und ist weniger attraktiv. Wer die Zeit hat, sich ausgiebig zu pflegen, ist in der Regel auch normalgewichtig. Die Wertmaßstäbe haben sich also komplett geändert und orientieren sich in einer Gesellschaft immer an den Privilegierten.

Andere Länder, andere Schönheitsideale

In den Vereinigten Staaten gehört es dazu, dass man ohne Scheu zeigt, was man besitzt. Diese in Deutschland eher als »neureiche Eigenart« bewertete Einstellung ist in einem Lebensraum mit geringer Auslegung eines sozialen Netzes ein wichtiges Symbol, Werte wie familiäre Sicherheit, Ausbildung und soziale Absicherung zu demonstrieren. Opulenz im alltäglichen Leben wie Luxuslimousinen, Immobilien, teure Kleidung findet in den Vereinigten Staaten allgemeine Akzeptanz aus dem gesellschaftlichen Versorgungsaspekt heraus. Der »Reiche« verschafft seiner Familie Sicherheit, Ernährung, eine Behausung, Ausbildung, Kleidung und vieles mehr. Und das wird öffentlich gezeigt, und zwar von jedem. Auch der neue Porsche des Nachbarn erzeugt Stolz, da der vermögendere Nachbar auch das eigene Profil stärkt, denn man ist ja sein Nachbar. Gleiches gilt auch für Schönheitsoperationen. Hat man sich die Augen operieren lassen, dürfen sie ruhig auch etwas überkorrigiert und größer aufgerissen sein. Schließlich soll die Umwelt auch sehen, dass eine Operation stattgefunden hat und dass man sich das leisten kann: also, Schönheitsoperation als Statussymbol!

In Südamerika hat die Schönheitschirurgie einen etwas anderen Stellenwert. In einem Land mit einem gravierenden

Reich-Arm-Gefälle und einem niedriger angesiedelten sozialen Netz stehen attraktive Frauen für die bessere Versorgung des Familienclans. Familien sparen deshalb für die Tochter, damit sie, mit den attraktiveren Attributen ausgestattet, einen bessergestellten Ehemann findet. Hinter Schönheitsoperationen stecken deshalb vielfach gesellschaftliche Motive.

Obwohl Thailand eine völlig andere Kultur besitzt, hat auch dort die Ästhetik einen sozialen Hintergrund. Gerade, wenn man die Ladyboys in Betracht zieht. Diese Transsexuellen lassen sich eine weibliche Brust operieren und nehmen Hormone, um weiblicher zu sein, behalten dabei aber das männliche Glied.

Cross-Culture-Effekte

In Europa soll nach Möglichkeit noch nicht mal die eigene Familie etwas bemerken, wenn eine ästhetische Behandlung stattgefunden hat. Ein Lidlifting soll einen schöneren Augenausdruck schaffen, man darf den Eingriff jedoch nicht erkennen. Wobei ich mich schon frage, wie das geht, dass eine Frau ihre Brust operieren lässt und der Ehemann nichts davon mitbekommt. Oder ein Ehepaar im gleichen Bett schläft, er jedoch nicht mitbekommt, dass sie am gleichen Tag eine Liposuktion hat durchführen lassen (wahre Begebenheit).

Was wir hierzulande brauchen, ist ein anderes Hintergrundwissen und Selbstverständnis von ästhetischen Eingriffen. Wir Deutsche und Europäer können uns zwar am Ausland, an den vermeintlichen Hochburgen der Schönheitschirurgie, orientieren und lernen, wir müssen es aber für unseren Lebensraum anwendbar machen und adaptieren. Wir leben in einem anderen sozialen Umfeld und mit anderen gesellschaftlichen Gegebenheiten, die andere Philosophien, Lösungsansätze und Umsetzungen verlangen. Diese Cross-Culture-Effekte zu verstehen ist aber der Schlüssel, um uns beim besseren Verstehen der eigenen Werte zu helfen.

Ein Beispiel zur Erläuterung: 1998 haben wir in der Rosenparkklinik zum ersten Mal das Botulinumtoxin-Präparat »D« zur Muskelblockierung und daraus resultierenden Faltenglättung vor allem im Stirnbereich angewendet. Wir hatten damals im Vergleich zu heute nur begrenzte Erfahrung mit dieser Therapie. Als die Patienten nach zwei Monaten zurückkamen und erklärten, sie könnten bereits alle Muskeln wieder bewegen, zeigte sich kaum eine mimische Regung im Bereich der Stirn. Aus heutiger Sicht war das noch das Vollbild der gewünschten Wirkung, welches immer noch im Bereich einer 95-prozentigen Wirkung zu sehen ist. Trotzdem haben wir aber nachgespritzt, weil die aus den USA empfohlenen Anwendungshinweise und Dosierungen dies so empfohlen hatten. Das führte dazu, dass in der Interpretation der Behandlung durch die Öffentlichkeit heute immer noch eine ablehnende Haltung bei der Mehrheit der Deutschen zu beobachten ist. Erstens sprach man von »Gift« gegen Falten, von Lähmung, von mimischer Starre, die den Sinn einer ästhetischen Therapie im mitteleuropäischen Verständnis torpedierte. Zweitens erzeugte die aus den USA empfohlene Überdosierung tatsächlich eine so deutliche mimische Starre, dass die natürliche mimische Kommunikation in auffälliger Weise erkennbar verändert war.

Den Anfang für die heute richtige Handhabung lernten wir von einem Kollegen in Kanada, Alastair Carruthers, kennen, der allerdings das Konkurrenzprodukt »B« verwendete. Wir standen nun vor einem Konflikt: Sollten wir weiterhin das stärkere und günstigere »D« nehmen oder auf »B« umsteigen? Wir haben uns für Letzteres entschieden, und wie wir meinen, zum Besseren für den Patienten.

Warum zum Wohl des Patienten?

Beim direkten Vergleich der beiden Präparate wurden die

Wirkungsweisen und die erwünschten Effekte analysiert. Dabei zeigte sich, dass das vermeintlich schwächere Präparat »B« geringere Diffusionseigenschaften aufwies, was in einer genaueren Plazierung des Mittels mit gezielterer Wirkungsauslösung zu geringeren unerwünschten Nebeneffekten führte. Somit wurde mit dem Mittel »B« ein natürlicheres Behandlungsergebnis möglich. Daher zeigte sich aber auch, dass weniger mehr beziehungsweise besser war und bis heute ist. Der Ruf des Botulinumtoxin A ist jedoch in Deutschland noch immer beschädigt.

Dass sich auch die Amerikaner dem europäischen Lebensgefühl annähern, sieht man ebenfalls am Beispiel von Botox. 2003 lieferten die glatt gespritzten »Faces of Botox Babes« der VIP-Society das Foto des Jahres. Seit 2006 ist der »natural look« der Slogan der Werbung. Das heißt, dass das im Jahr 2001 in Europa bereits vorherrschende, heute noch gültige ästhetische Zeitgeistempfinden, natürlich aussehen zu wollen, von den Amerikanern übernommen wurde. Es ist eine gewisse weltweite Harmonisierung eingetreten oder, wie ich meine, auch der Beginn der Globalisierung im ästhetischen Zeitgeistempfinden festzustellen.

Ein ähnlicher Aspekt ist bei den Lasertherapien zu bemerken. Waren die Amerikaner noch vor wenigen Jahren voller Begeisterung für das »Skinresurfacing«, bei dem die Haut im Gesicht schichtweise mit dem CO_2-Laser abgetragen wurde, so gibt es heute kaum noch Patienten, die die wochenlangen Ausfallzeiten akzeptieren, bis das Hautbild wieder gesellschaftsfähig ist. Bei uns toleriert so eine zeitaufwendige Therapie schon lange niemand mehr. Deshalb kamen neue, sanftere Methoden und Systeme wie »Fraxel« auf den Markt, die als fraktionierte Photothermolyse bezeichnet werden. Sie erneuern die Haut schonender, und die Ausfallzeiten sind auf ein bis drei Tage reduziert.

Angleichung der Körperbilder

Das Selbstbild eines Landes drückte sich über lange Zeit auch in Körperbildern aus. Inzwischen macht sich auch hier der Cross-Culture-Effekt in einer weltweiten Angleichung bemerkbar. Beispielsweise hatten noch vor zehn Jahren die beiden Nachbarländer Argentinien und Brasilien, die mit der Anzahl an ästhetisch-chirurgischen Eingriffen weit vorne liegen, entgegengesetzte Schönheitsideale. In Argentinien, das sich immer als weiße Nation verstand, ließen sich die Frauen wie in den USA, Deutschland oder Japan die Brüste vergrößern. Brasilien dagegen, ein ethnisch gemischtes Land, hatte die häufigsten Brustverkleinerungen. Denn dort galt eine große Brust als das Körpermerkmal der schwarzen Frau, aber niemand wollte als schwarz gelten. Das hat sich in jüngster Zeit stark gewandelt. Auch in Brasilien ist die Brustvergrößerung heute der meistgefragte schönheitschirurgische Eingriff. Das bedeutet, dass sich auch dort ein weibliches Körperideal durchgesetzt hat, wie es in Europa und den USA bereits seit langem vorherrscht. Die globalen haben demnach die lokalen Voraussetzungen ersetzt.

Auch in Asien hat sich längst ein deutlicher Wandel vollzogen. Chirurgen sprechen heute von einem panpazifischen Gesichtsideal. Sie modellieren Gesichter, die weder japanisch noch chinesisch, vietnamesisch oder koreanisch aussehen, sondern in irgendeiner Art asiatisch.

Ist Schönheit messbar?

Woran liegt es wohl, dass jeder Mensch, der zwei Augen hat, Heidi Klum schöner findet als Angela Merkel? Martin Gründl vom Lehrstuhl für Experimentelle und Angewandte Psychologie an der Uni Regensburg hat die Antwort darauf gefunden. Der Diplom-Psychologe hat in einer Arbeit untersucht, was ein Gesicht attraktiv macht und welche sozialen Konsequenzen Attraktivität nach sich zieht. Denn ob man es will oder nicht, einem schönen Gesicht bringen wir mehr Sympathien entgegen als einer weniger harmonischen Optik. Gut aussehende Menschen werden nicht nur im privaten Umgang besser behandelt, sie haben es auch im Berufsleben leichter.

Als Beweis wurden Versuchspersonen unterschiedlich attraktive Gesichter vorgelegt, die allesamt im Computer erzeugt worden waren. Sie sollten die gezeigten Frauen und Männer hinsichtlich bestimmter Eigenschaften beurteilen wie gesellig – ungesellig, faul – fleißig, unintelligent – intelligent, erfolglos – erfolgreich, langweilig – aufregend etc. Die Ergebnisse waren erschreckend eindeutig. Es ergab sich ein ausgeprägtes Attraktivitätsstereotyp: Je attraktiver die präsentierten Gesichter waren, desto erfolgreicher, zufriedener, sympathischer, intelligenter, geselliger, zugänglicher, aufregender, kreativer und fleißiger wurden die Personen eingeschätzt. Für unattraktive Gesichter galt das Gegenteil: Je unattraktiver, desto eher wurden ihnen negative Eigenschaften unterstellt. Dr. Gründl: »Dies zeigt, welche weitreichenden sozialen Folgen Attraktivität nach sich ziehen kann.«

Der Zusammenhang zwischen Attraktivität und positiven Persönlichkeitseigenschaften stellte sich diesmal deutlicher heraus, als es noch bei früheren Untersuchungen der Fall war. Das lag auch daran, dass Störfaktoren wie Kleidung, Lächeln, Frisur, Schmuck, Beleuchtungseffekte oder wechselnde Bildhintergründe konsequent ausgeschaltet wurden. Was übrig blieb, war allein das mehr oder weniger attraktive Gesicht.

Als kleiner Trost für alle, die mit ihrem Aussehen nicht ganz zufrieden sind: »Im Alltag spielen solche Faktoren, die man in einem Experiment bewusst unterdrückt, eine wichtige Rolle.

Und durch das richtige Outfit kann man einem schlechten Eindruck durchaus entgegenwirken«, schreibt Martin Gründl in seiner Studienauswertung. Allerdings bestätigt er auch: »Schöne Menschen haben einen dicken Bonus. Gerade in Situationen, in denen es auf den ersten Eindruck ankommt, genießen sie viele Vorteile. Und das nur, weil wir scheinbar so aufgeklärten Menschen des 21. Jahrhunderts auf den simplen Fehlschluss hereinfallen ›Wer schön ist, ist auch gut‹.«

Schönheitschirurgen – Psychologen mit Skalpell

Untersuchungen an der Guildhall-Universität in London und an der Universität Maastricht bestätigen ebenfalls den deutlichen Trend, dass in unserer Gesellschaft attraktives Aussehen mit Leistungsfähigkeit gleichgesetzt wird und entscheidend zum materiellen Erfolg beiträgt. Besser aussehende Frauen und Männer verdienen bis zu 15 Prozent mehr als unattraktive. Der Glaube, dass gutes Aussehen auch einen positiven Einfluss auf eine Partnerschaft und Erfolg im gesellschaftlichen Leben hat, ist deshalb nicht verwunderlich. Das erzeugt einen enormen Druck, dem sich viele beugen. Immer mehr Frauen und auch Männer unterziehen sich einer Schönheitsoperation. Was eine Frau dazu bringt, sich für die Schönheit unters Messer zu legen, erklärt Dr. Joram Levy, plastischer Chirurg aus Garmisch-Partenkirchen: »Sie kommt, weil sie irgendetwas an ihrem Äußeren stört. Sei es, dass sie früher bildschön war und gealtert ist, was eine Diskrepanz ist und ein Bruch im Selbstwertgefühl. Oder sie ist noch jünger und kann sich im Zuge des Erwachsen- und Reiferwerdens nicht mit einem Minus abfinden, selbst wenn es manchmal nur subjektiv vorhandenen ist. Kluge Köpfe haben die plastisch-ästhetische Chirurgie als die Psychologie mit dem Skalpell genannt. Darin liegt viel Wahres. Wenn Psychologen glauben, dass sie einen Menschen psychisch so therapieren können, dass er sich mit seinem äußerlichen Manko abfindet, muss ich sagen, sie verstehen nichts von diesem Kapitel.«

Demnach ist Schönheit ein emotionales, seelisches Erlebnis mit allergrößtem Tiefgang. Andererseits lässt es sich sehr wohl – wie Leonardo da Vinci das bereits gezeigt hat und wie es sich heute im Morphing bestätigt – auf Millimeter, Winkelmaße und Proportionen genau ausdrücken.

Realität versus Computer

In seiner Beautycheck-Studie hat Martin Gründl untersucht, was ein Gesicht attraktiv macht. Dazu überprüfte er in insgesamt sieben Teiluntersuchungen mit einer für die Gesamtbevölkerung repräsentativen Stichprobe von circa 500 Versuchspersonen mehrere Hypothesen zur Attraktivität. Dazu wurden 64 Frauengesichter und 32 Männergesichter (im Alter zwischen 17 und 29 Jahren; davon acht Models) in standardisierter Weise fotografiert. Diese Gesichter wurden von den Versuchspersonen mit Hilfe eines eigens programmierten Präsentationsprogramms beurteilt. Sie teilten deren Attraktivität auf einer Skala von 1 (= sehr unattraktiv) bis 7 (= sehr attraktiv) ein. Anschließend berechneten die Wissenschaftler mit Hilfe eines Computerprogramms (Morphing) neue Gesichter, in denen unterschiedlich viele Originalgesichter zu immer gleichen Anteilen enthalten sind. Die so erzeugten Durchschnittsgesichter sind »echten« Gesichtern täuschend ähnlich.

Analog zur Beurteilung der Originalgesichter mussten die Versuchspersonen in einer zweiten Untersuchung die Attraktivität aller gemorphten Gesichter auf der gleichen Skala (s. o.) einschätzen. Alle Gesichter wurden darüber hinaus von Mitarbeitern einer Modelagentur beurteilt mit der Fragestellung, ob sie als Model für die Kategorie »Beauty« geeignet wären (dritte Untersuchung). Ein viertes Experiment untersuchte den Einfluss der Symmetrie von Gesichtern auf die Attraktivitätswahrnehmung. Für das fünfte Experiment wurden für Männer und Frauen je drei unattraktive und drei attraktive Gesichter in ihren Proportionen zu 50 Prozent an die des Durchschnittsgesichts angenähert. Die Gesichtsoberfläche (d. h. insbesondere die Haut) wurde dabei konstant gehalten, lediglich die Proportionen wurden durchschnittlicher gemacht.

Nicht unbedingt schön: symmetrische Gesichter

Um herauszufinden, welcher Zusammenhang zwischen der Attraktivität und der Zuschreibung bestimmter Eigenschaften besteht, wurden 21 Gesichter aus den Kategorien »unattraktiv«, »mittel attraktiv« und »attraktiv« von Versuchspersonen auf einer siebenstufigen Skala hinsichtlich zehn verschiedener Persönlichkeitseigenschaften eingeschätzt (siebte Untersuchung). Das Ergebnis: Gemorphte Gesichter werden im Mittel attraktiver eingeschätzt als Originalgesichter. Je mehr Anteile von Originalgesichtern in einem gemorphten Gesicht enthalten sind, desto attraktiver wird es beurteilt. Überraschend ist, dass vor allem Männergesichter durch das Vermorphen deutlich an Attraktivität gewinnen. Die Expertenbefragung in der Modelagentur ergab, dass von den ausgewählten Gesichtern, die als Model geeignet wären, 88 Prozent (14 von 16) gemorpht waren, also in der Realität nicht existieren. Die Ergebnisse zur Symmetrie zeigen, dass Symmetrie insgesamt ein nur eher schwaches Kriterium für Attraktivität zu sein scheint. Als stark attraktivitätserhöhend gelten bei Frauengesichtern kindliche Merkmale wie große, rundliche Augen, eine große gewölbte Stirn sowie kleine, kurze Ausprägungen von Nase und Kinn. Bevorzugt wurden Frauengesichter, denen ein Kindchenanteil von zehn bis 50 Prozent beigemischt war (sechste

Untersuchung). Das bedeutet: Selbst die attraktivsten Frauen werden noch schöner, wenn wir ihre Gesichtsproportionen kindlicher machen. Interessant dabei ist wiederum, dass die Frauen, die bei diesem Experiment am attraktivsten beurteilt wurden, in der Realität nicht existieren.

Attraktivitätsmerkmale

Eine Befragung, bei der die Versuchspersonen attraktive Durchschnittsgesichter mit unattraktiven verglichen, ergab, dass attraktive Frauen eine braunere Haut, ein schmaleres Gesicht sowie vollere und gepflegtere Lippen besitzen. Sie haben zudem einen weiteren Augenabstand, wohlgeformte Augenlider, mehr, längere und dunklere Wimpern, dunklere und schmalere Augenbrauen, höhere Wangenknochen und eine schmalere Nase. Für attraktive Männer gilt erstaunlicherweise zum großen Teil das Gleiche. Zudem unterscheiden sie sich durch einen markanteren Unterkiefer und ein markanteres Kinn von ihren unattraktiven Geschlechtsgenossen.

»Die virtuellen Gesichter zeichnen sich durch Merkmale aus, die für uns normale Menschen völlig unerreichbar sind. Indem uns aber die Medien solche perfekten Gesichter täglich vor Augen führen – man denke nur an die bis ins letzte Detail computertechnisch nachbearbeiteten Gesichter für Kosmetikwerbung, besteht die Gefahr, dass wir selbst zu Opfern unseres eigenen, völlig unrealistischen Schönheitsideals werden«, so Dr. Gründl.

Traumfiguren

Die figürliche Gestalt ist von vielfältigen Einflüssen bestimmt. Die Abwechslung von Erhebungen und flachen Partien lässt eine Figur entstehen. Hierbei spielt eine proportionale Harmonie die wesentliche Rolle, wenn es um die Frage der Attraktivität geht. Das Zusammenspiel von Körpergröße, Knochenstellung und Fettverteilung bestimmt den Körpertyp.

Was die Fettverteilung betrifft, lassen sich im Wesentlichen drei Typen unterscheiden: der Stammtyp, der Extremitätentyp und der Mischtyp. Die Art der Fettverteilung legt nicht nur fest, zu welchem dieser Typen man gehört, sondern sie entscheidet auch über die figürliche Entwicklung, also darüber, wie sich die individuelle Gestalt im Laufe des Lebens verändern wird.

Beim Mann sind die Körperproportionen verschoben, jedoch dem gleichen Wandel im Laufe des Lebens unterworfen, wie es bei der Frau zu beobachten ist. Die Veränderungen im Laufe des fünfzigsten Lebensjahres umfassen neben der Zunahme der Hüften und der Bauchzone insbesondere die Brust des Mannes, was man als Lipomastie oder Gynäkomastie bezeichnet. Dies ist im Rahmen der Adrenopause mit einem Abfall des Testosterons und dem relativen Anstieg der Östrogene gut zu erklären.

Die Veränderung unserer Körperproportionen wirkt sich also bei beiden Geschlechtern negativ auf die Attraktivität aus, die sukzessive verloren geht.

Ob Rubenstyp oder Kate-Moss-Figur – abgesehen von gesellschaftlichen Einflüssen unterliegt auch die Figur einer gewissen Gesetzmäßigkeit. Egal ob dick oder dünn, sie wird bestimmt von dem idealen Verhältnis von Taille zu Hüfte oder Waist-to-Hip-Ratio, kurz WHR. Man erhält diesen Wert, indem man den Taillenumfang durch den Hüftumfang dividiert. Beispiel: 63 Zentimeter Taillenumfang geteilt durch 90 Zentimeter

Hüftumfang ergibt 0,7, was jahrzehntelang als das ideale Taillen-Hüfte-Verhältnis galt. Das hat der Attraktivitätsforscher Devendra Singh in den 90er Jahren durch zahlreiche Untersuchungen belegt. Er fand heraus, dass alle Siegerinnen von »Miss-Amerika-Wahlen« von 1920 bis in die 80er Jahre eine WHR zwischen 0,72 und 0,69 besaßen. Bei *Playboy*-Models lag sie zwischen 0,71 und 0,68. Das Körpergewicht konnte dabei durchaus variieren. Auf diese Weise brachten es figürlich so unterschiedliche Schönheitsikonen wie Marilyn Monroe, Sophia Loren, Twiggy und Kate Moss alle auf einen WHR von etwa 0,7.

»Neuere Untersuchungen haben inzwischen Zweifel geweckt an der scheinbaren Allgemeingültigkeit der magischen 0,7. In anderen Kulturen als der westlichen werden durchaus auch WHRs bevorzugt, die Richtung 0,9 (also in Richtung männlicher Proportionen) gehen«, sagt Martin Gründl.

Trend oder Wahn

Von Lore Großhans, psychologische Beraterin

Wer kennt sie nicht, die Unzufriedenheit mit dem eigenen Aussehen? Bin ich schön, lautet die immer wieder gestellte Frage ans Ich. Natürlich nicht. Was uns im Spiegel entgegenblickt, ist Durchschnitt und wird auch als solcher empfunden. Die Lippen könnten voller sein, die Zähne perfekter und weißer, der Busen ein bisschen größer, vielleicht auch kleiner, die Beine schlanker, der Bauch flacher, der Po ...
Schön sind immer nur die anderen. Die, die wir auf der Leinwand bewundern, die uns in der Boulevardpresse oder in Frauenzeitschriften begegnen, sehen

wir als strahlende Sieger und Siegerinnen. Und wir nehmen sie als Maßstab, bewusst oder unbewusst. Da nützt es auch nichts, dass uns unsere Partner und Freunde versichern, uns so zu lieben, wie wir sind. Ja, uns sogar gerade deshalb lieben, weil wir so sind und so aussehen, wie wir sind und aussehen. Die Schönen sind unsere Vorbilder, denen wir nacheifern.

Schön sein heißt geliebt werden

Wir können nicht anders, denn seit unseren frühesten Kindertagen hat sich diese Erfahrung tief in unsere Seele eingebrannt, dass Schönsein eng mit Geliebtwerden gekoppelt ist. Deshalb sind wir zutiefst überzeugt – mag der Verstand auch noch so sehr dagegen rebellieren –, die Schönen haben Glück, die weniger Schönen haben davon weniger. Die Schönen sind liebenswert und von edler Gesinnung. Den weniger Schönen traut man schon mal ein paar krumme Dinger zu. Weniger Charakter, weniger Lebenstüchtigkeit. Weniger Siegerchancen ohnehin. Die weniger Schönen kriegen auf der Leinwand vielleicht die interessanteren Rollen, doch den »Oscar«, sicher aber den Helden, bekommt sie, die Schöne. Im wirklichen Leben ist das, so scheint es, genauso.

»Wer schön ist, ist auch gut«, sagte Sappho, die bedeutendste Lyrikerin des Altertums. Was hat sich seitdem verändert? Wenig. Wir glauben, auch 2600 Jahre später, dass Schönsein wichtig ist. Dass es unser Leben positiv beeinflusst. Also tun wir jede Menge dafür. Wir strampeln im Fitnessstudio, walken durch Wald und Flure, hungern uns halb zu Tode, bekämp-

fen jeden Millimeter Fett, verwöhnen uns mit teuren Cremes und gehen zum Schönheitschirurgen, wenn wir es mit unserem Spiegelbild nicht mehr aushalten. Weil die Person, die wir im Spiegel sehen, nicht mehr mit unserem Lebensgefühl kompatibel ist. Wir fühlen uns jung, fit, attraktiv, aber wir sehen nicht mehr so aus.

Mut, aus der Reihe zu tanzen

Wir tun das alles, weil wir nichts mehr fürchten, als nicht mehr dazuzugehören, zumal in einer Zeit des angeblichen Jugendwahns. Dazugehören zu wollen ist eine zutiefst menschliche Sehnsucht, auch wenn wir nach Autonomie, nach Unabhängigkeit streben. Aber demonstrieren wir diesen Wunsch nicht schon allein damit, dass wir mit der Mode gehen? Wir tragen die Röcke kurz oder lang, je nach Trend. Die Haare gelockt oder strähnchenkurz, so wie gerade angesagt. Und wir lassen uns die Tränensäcke entfernen, die Taille verschmälern, weil wir fürchten, in einer Gesellschaft, die Jungsein zum Status erhoben hat, ins Aus bugsiert zu werden, wenn wir diesen Vorstellungen nicht mehr ganz entsprechen? Aus der Reihe zu tanzen verlangt Mut. Und ein stabiles Selbstbewusstsein zu sagen: Ich will so bleiben, wie ich bin, weil ich okay bin, so wie ich bin!

Soll ich oder soll ich nicht?, werde ich oftmals gefragt. Meine Gegenfrage ist: Was glauben Sie, wird sich nach einem Eingriff in Ihrem Leben positiv verändern? Ich denke, das ist die wichtigste Frage. Was wird sich ändern mit dem neuen Spiegelbild? Es

ist absolut nichts dagegen einzuwenden, sich die Augenfältchen glätten, das Gesicht straffen, den Busen vergrößern zu lassen, wenn man wirklich darunter leidet, wenn die Lebensqualität eingeschränkt ist. Ein Eingriff kann durchaus das Selbstwertgefühl stärken und damit auch stark machen. Man muss nur wissen, warum man es tut.
Es ist aber höchst bedenklich, einem Trend zu folgen, nur weil sich halb Hollywood auf einmal mit silikongepolsterten Lippen zeigt oder mit Wespentaille, für die extra ein paar Rippen entfernt werden müssen. Vielleicht sind es ja gerade die schmalen Lippen in einem Gesicht, die zum harmonischen Ausdruck beitragen. Oder die nicht so zierliche Taille, die der Figur die richtigen Proportionen verleiht. Natürlich kann man das alles chirurgisch verändern. Die Frage ist: Muss man? Warum nicht so bleiben, wie man ist: individuell und einmalig, auch wenn der Po runder ist als der von der Kollegin, das Gesicht mit 45 nicht mehr so glatt wie damals mit 30?

Im Schönheitswahn

Ich habe in meinem Beruf als psychologische Beraterin schon viele Menschen gesehen, die durch einen geglückten Eingriff ein neues Selbstbewusstsein und mehr Lebensqualität gefunden haben, aber eben auch andere, Frauen und Männer, die unrealistische Hoffnungen hegten, die sich nicht erfüllten. Es kann schon glücklich machen, plötzlich einen flacheren Bauch oder ein glatteres Gesicht zu haben. Aber davon auszugehen, dass es künftig Erfolgserlebnisse nur so hagelt, das ist illusorisch. Was, wenn sich

der Erfolg nicht einstellt? Wenn die Sucht nach Perfektion zur Manie wird? Zu glauben, mit einem perfekten Body das Schicksal überreden zu können, ab sofort nur noch Sonnenstunden zu liefern, ist nichts anderes als die krankhafte Veränderung des Realitätsbewusstseins. Wahn also. Und so weit darf es nicht kommen. Schönheitswahn ist nichts anderes als der Verlust von Individualität.
Schönheitsideale sind so vergänglich wie Trends. Das zeigt ein kurzer Rückblick in die Geschichte. Zu Zeiten König Echnatons im alten Ägypten (1364–1347 v. Chr.) galten nach hinten verformte Schädel als Schönheitsideal. Also hat man Babys grauenvollen und schmerzhaften Prozeduren ausgesetzt, um diese »Perfektion« zu erlangen. Anderes Beispiel: Noch vor 200 Jahren galten Frauen im alten China, denen man die Füße zurückband, damit sie nur noch trippeln (und vor Schmerzen weinen) konnten, als Inbegriff weiblicher Erotik. Käme heute noch jemand auf die Idee, »so etwas« gut zu finden? Kaum. Das heißt aber nicht, dass die heutige Zeit nicht grausam wäre. Sie ist nur anders.

Die Auseinandersetzung mit dem eigenen Körper kann sich entscheidend auf unser Selbstwertempfinden auswirken. Sie kann wahren Stolz und Selbstsicherheit oder aber ein vermindertes Selbstwertgefühl auslösen. Die bereits in der Kindheit auffälligen Eigenarten einer Körperform wie zum Beispiel abstehende Ohren werden als wertfrei empfunden, bis die Fehlanlage durch einen oder beide Elternteile bestätigt wird. Dadurch wird für den jungen Menschen das Urteil gesprochen und der Komplex fixiert. Im weiteren Verlauf des Lebens wird der konfliktbeladene Umgang mit dem atypisch empfundenen Zustand weiter vertieft, ohne dass ein direktes Ansprechen des Zustandes unmittelbar bei dem Betroffenen stattfinden muss.

Aber nicht nur die Verunsicherung, auch das Infragestellen des eigenen Selbstwertgefühls ist bei nahezu allen differenzierten Persönlichkeiten in unterschiedlicher Ausprägung vorhanden. Wird die Akzeptanz im Freundeskreis deutlich zum Ausdruck gebracht, dann wird sich die belastende Selbstkritik vermindert äußern. Bei gleichgültiger bis fehlender Akzeptanz in der Gruppe wird das Selbstwertgefühl jedoch zunehmend belastet.

Je stärker das angeschlagene Selbstwertgefühl reduziert ist, umso kritischer wird der unperfekte Zustand des eigenen Körpers betrachtet und empfunden. Dabei stehen vor allem die Angst, zu versagen, im Vordergrund sowie der Wunsch, im sozialen Umfeld zu gefallen und zu bestehen. Je größer eine solche Angst ist, umso zwanghafter wird der Umgang mit dem jeweiligen Problem sein. Hieraus folgt, dass ein Teilaspekt einer Behandlung darin bestehen muss, dem Patienten das fehlende Selbstwertgefühl wieder zurückzugeben, um Vertrauen und Stolz zu schaffen, damit die neu erlangte Sicherheit eine bleibende Beruhigung des konfliktbeladenen Zustandes herbeiführt.

Resümee Schönheit

Es ist eine Art »Waagschalenprinzip«, das bei der Attraktivität zum Tragen kommt. Man verändert etwas auf der einen Seite, um die andere Seite auszugleichen. Das bedeutet aber auch, dass das Ergebnis gut ausbalanciert sein will. Bei einer 30-Jährigen die Reithosen zu entfernen ist legitim, um ihre jugendliche Attraktivität zu optimieren. Eine 70-Jährige kann auch schön sein, muss jedoch nicht mehr den perfekten Körper haben, um auf ihre Umwelt trotzdem attraktiv zu wirken. Zu viel Perfektion wirkt hier eher künstlich, während ein paar kleine »Schönheitsfehler« der Attraktivität Glaubwürdigkeit verschaffen.

Was ist schön? Bin ich schön? Wie kann ich schöner werden?

Was ist nun als schön anzusehen? Welches Maß der Dinge entscheidet, ob wir schön genug sind oder eben nicht?

Da Schönheit im Auge des Betrachters liegt und relativ und subjektiv ist und von vielen Einflussfaktoren abhängt, ist eine einfache Erklärung unmöglich. Wohl gibt es aber Einzelkriterien im Körper- und Gesichtsbereich, die Schönheit verstärken, und andere Konstellationen, die sich in der Wirkung des Einzelnen eher ungünstig auswirken.

Das Belassen von positiven Konstellationen sowie das erfolgreiche Therapieren negativer Aspekte werden zu einer Verschönerung des Behandelten führen. Eine Quantifizierung von Schönheit ist hierbei nicht möglich. Sie hängt ab von der Emotionslage bei der Betrachtung.

Aus der Sicht eines Therapeuten sollten einzelne Aspekte wie zum Beispiel eine besonders betonte Wangenregion, auffällig füllige Lippen oder auch die übertrieben weibliche Brustgröße, die mehr oder weniger attraktiv empfunden werden, weder von einem Modediktat noch von einem persönlichen Wunsch nach einem allgemeinen Uniformitätskonsens bestimmt werden.

So ist zu prüfen, ob ein geäußerter Behandlungswunsch ein echtes Bedürfnis ist oder aber, ob es sich »nur« um einen Wunsch mit emotionalem Hintergrund handelt.

Aus der Sicht eines erfahrenen ästhetischen Mediziners werden die Entwicklungen therapeutischer Möglichkeiten bei ästhetischen Behandlungen erheblich von einer innovativen medizintechnologischen Methodik bestimmt, die so einen kontinuierlichen evolutionären Prozess beschreibt. Dies macht die Beurteilung und Entscheidung für einen Patienten schwierig oder unmöglich, sich selbst für eine eventuelle Behandlung ohne Beratung durch den Therapeuten zu entscheiden. Behandlungsergebnisse, die mit diesen Techniken erzielt werden können, sind dann vertretbar zu verwirklichen, wenn sie mit einer ausreichend großen Erfahrung ausgeführt werden und wenn die Behandlungsergebnisse in ihrer Wirkung mit der Lebensdauer des Patienten kompatibel sind. Andernfalls entsteht die Gefahr, dass Behandlungsergebnisse sich im Laufe der Zeit in einen Zustand transformieren, der sich negativ für den Betroffenen auswirkt.

Als Beispiel sei hier von einem Fall berichtet, bei dem einer 40-jährigen Frau zur Behandlung von tiefen Nasolabial- und Marionettenfalten eine größere Menge von nicht resorbierbarem Augmentationsmaterial (flüssiges Silikon) injiziert wurde. Bei Therapieende und für den Verlauf der ersten fünf Jahre war das Ergebnis sehr gut und stellte die Patientin überdurchschnittlich zufrieden. Im weiteren Verlauf kam es jedoch im Rahmen des altersbedingten Weichteilschwundes zu einer Verminderung der Gesichtsfülle in den übertrieben aufgespritzten Zonen der Mundregion. Das Ergebnis kann man vergleichen mit dem Kopf eines Boxerhundes. Diese Entstellung ist lebenslang nicht reversibel. Das bedeutet, dass diese Frau durch eine schönheitschirurgische Maßnahme für ihr Leben entstellt ist. Diese Entstellung wird umso intensiver empfunden, als sie als ästhetisch bewusster Mensch die »Unnormalität« intensiver wahrnimmt.

Bei aller Individualität könnte man fast glauben, dass es überhaupt keine Gesetze gibt, die die Kernpunkte der menschlichen Ästhetik zu formulieren erlauben.

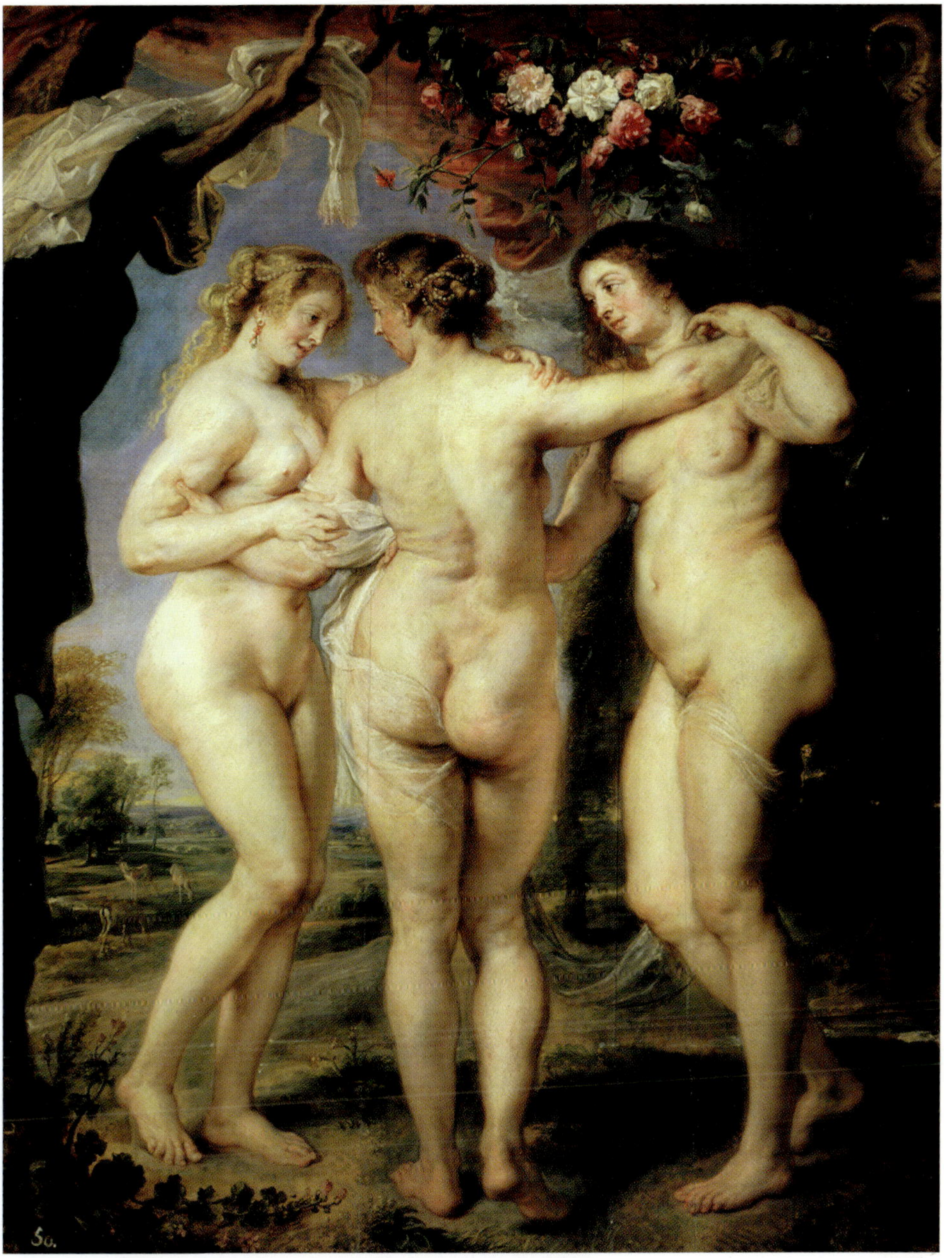

Die drei Grazien 1636–38, Ölgemälde, Museo del Prado, Madrid. Hier in einer Darstellung von Rubens, ein in der Kunstgeschichte beliebtes Motiv, das in Gestalt von drei Frauen das jeweils zu einer bestimmten Zeit aktuelle Schönheitsideal zeigt. Alle »Grazien«-Darstellungen früherer Jahrhunderte zeigen fülligere Frauen, die unserem heutigen Ideal nicht mehr entsprechen.

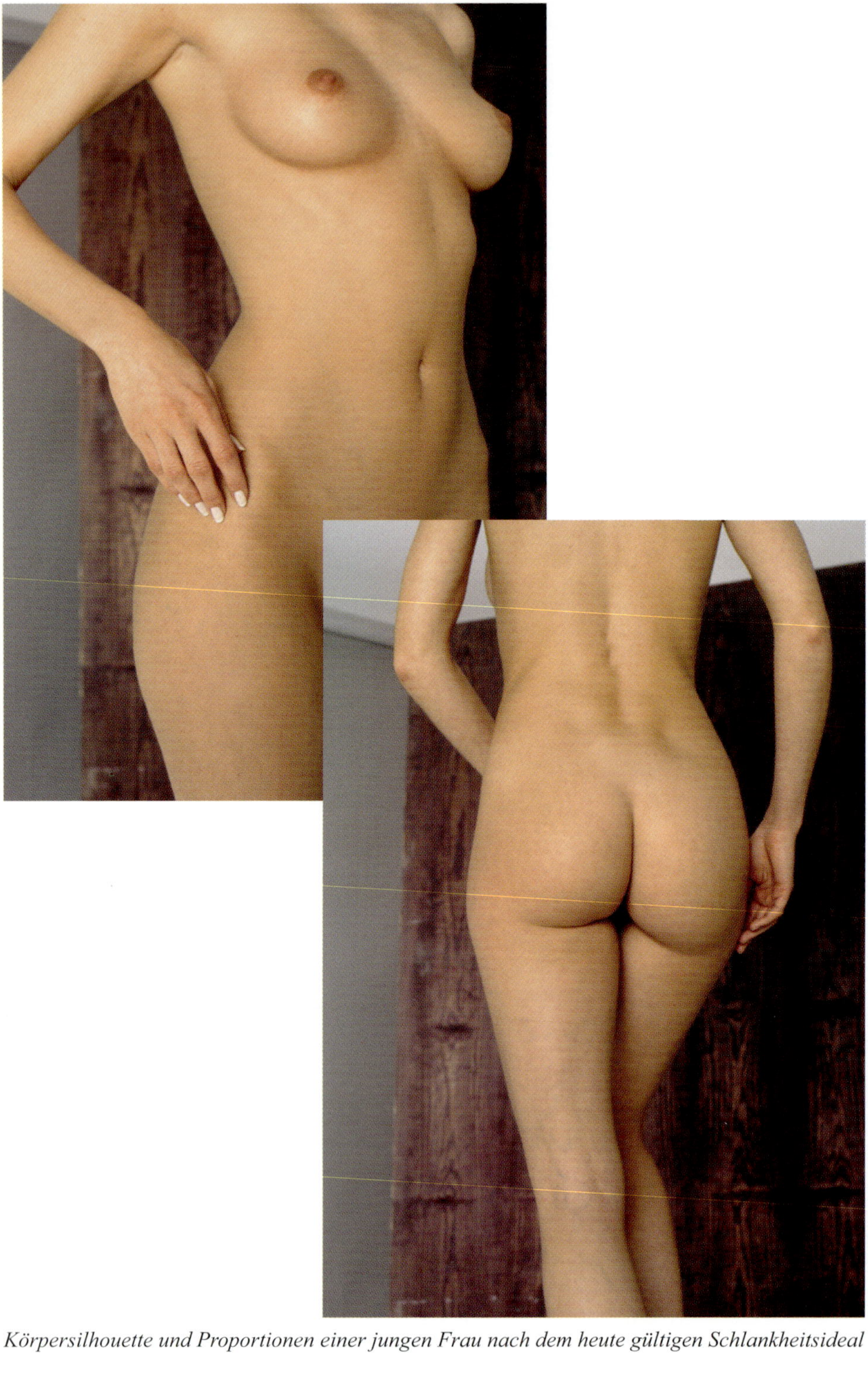

Körpersilhouette und Proportionen einer jungen Frau nach dem heute gültigen Schlankheitsideal

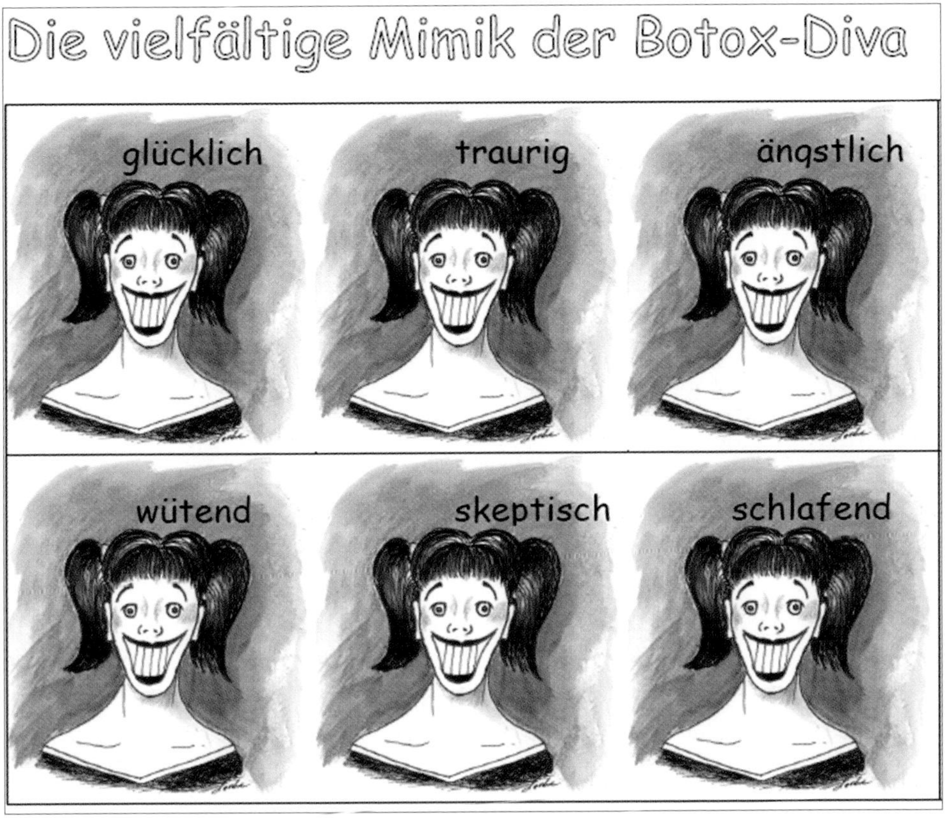

Karikatur Ernst Hasche, dem Zeitgeistgedanken zum Thema »Botox« vom Jahre 2002 nachempfunden

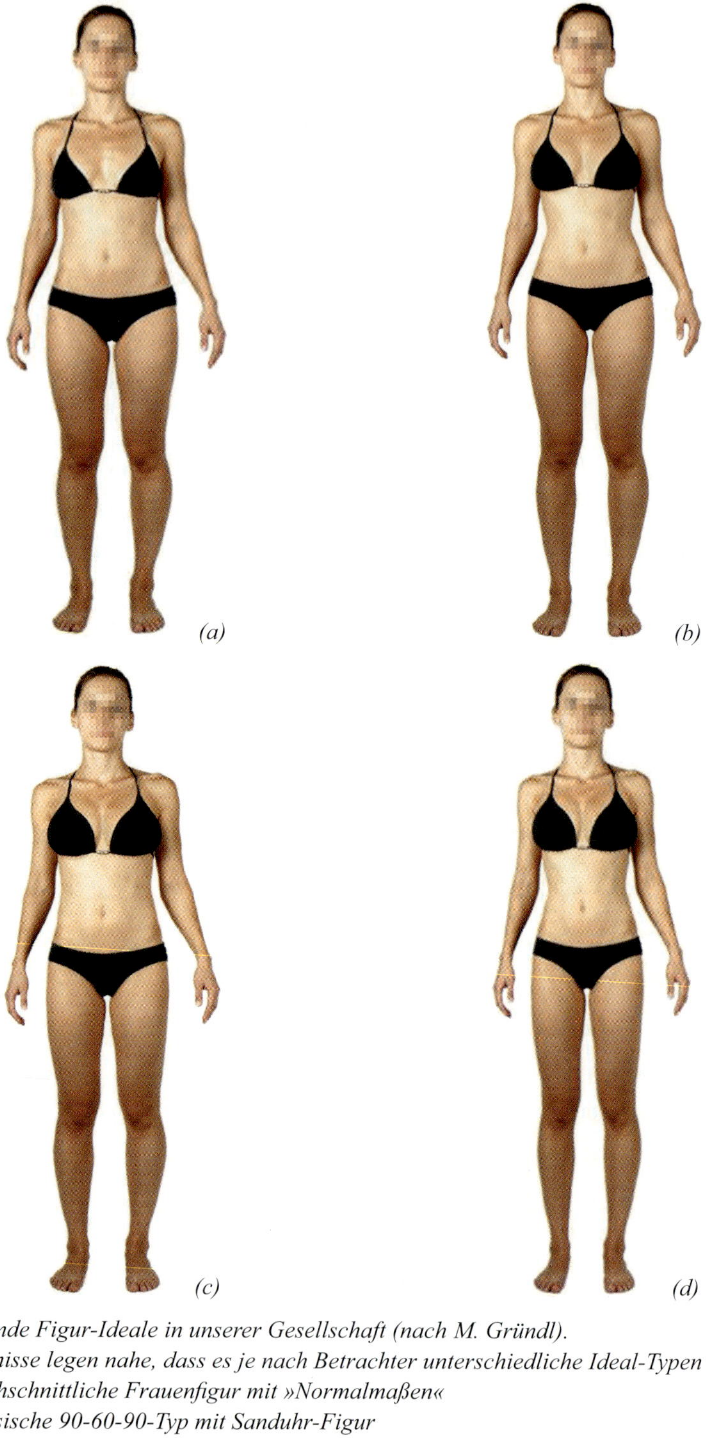

Vorherrschende Figur-Ideale in unserer Gesellschaft (nach M. Gründl).
Erste Ergebnisse legen nahe, dass es je nach Betrachter unterschiedliche Ideal-Typen gibt.
(a) Die durchschnittliche Frauenfigur mit »Normalmaßen«
(b) Der klassische 90-60-90-Typ mit Sanduhr-Figur
(c) Der sportliche Typ: maskulines, schmales Becken, aber großer Busen
(d) Der »Barbie-Typ«: dünn, großer Busen, schmales Becken, lange Beine

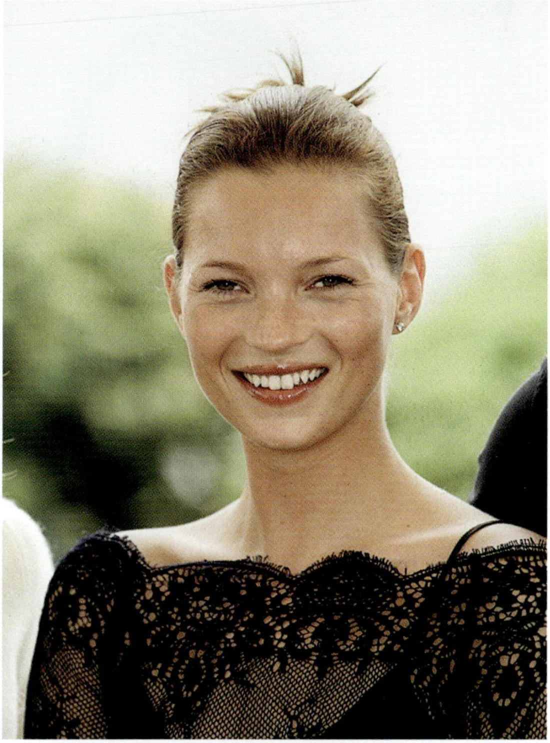

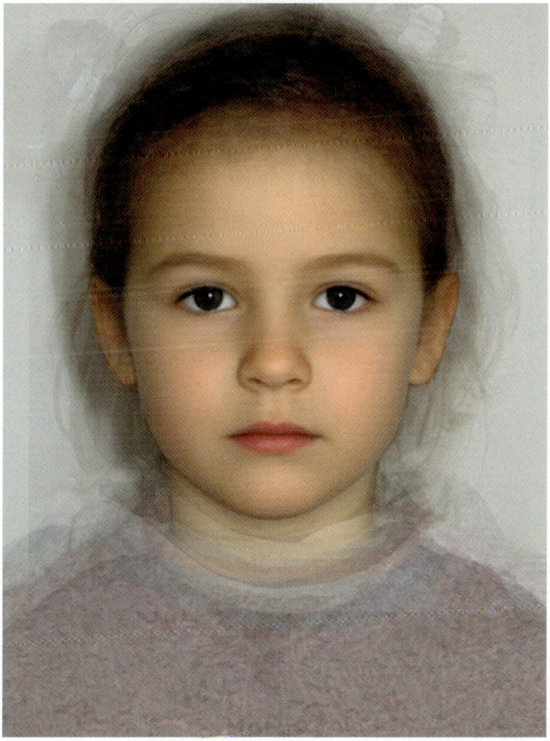

Oben das Supermodel Kate Moss, unten ein aus multiplen Kindergesichtern gemorphtes Mädchengesicht (4 Jahre). Das Gesicht von Kate Moss weist deutlich kindchenhafte Merkmale auf, besitzt aber zugleich auch Reifekennzeichen wie hohe, ausgeprägte Wangenknochen und konkave Wangen, die durch Make-up noch betont werden. Nach wissenschaftlichen Untersuchungen macht gerade die Kombination dieser Merkmale ein Gesicht sehr attraktiv.

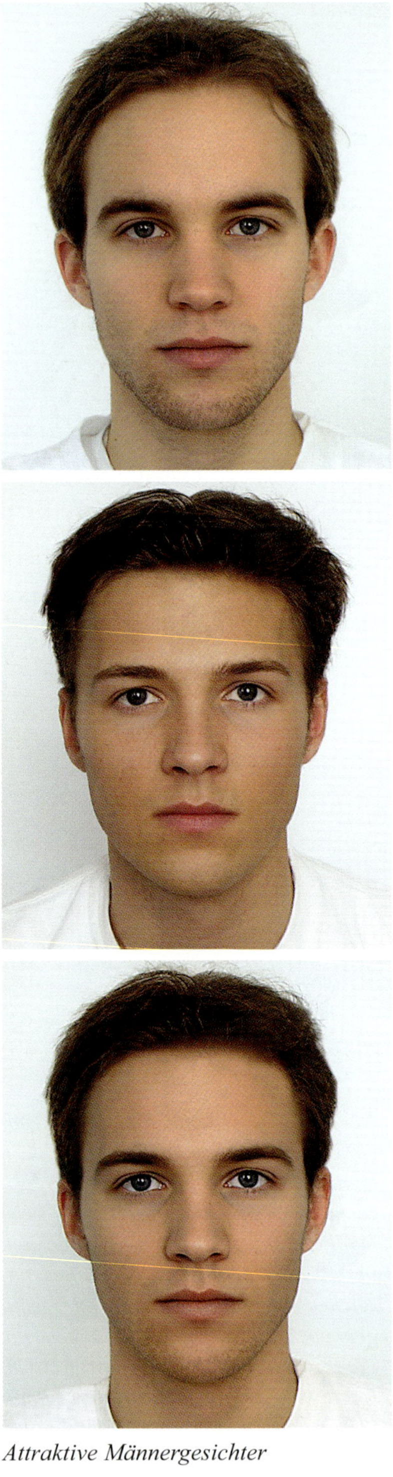

Attraktive Männergesichter

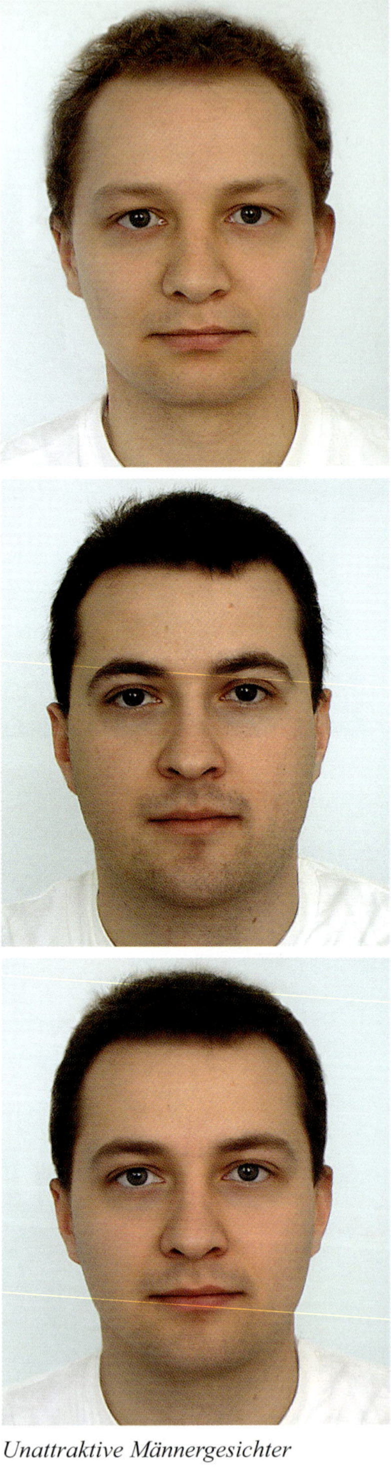

Unattraktive Männergesichter

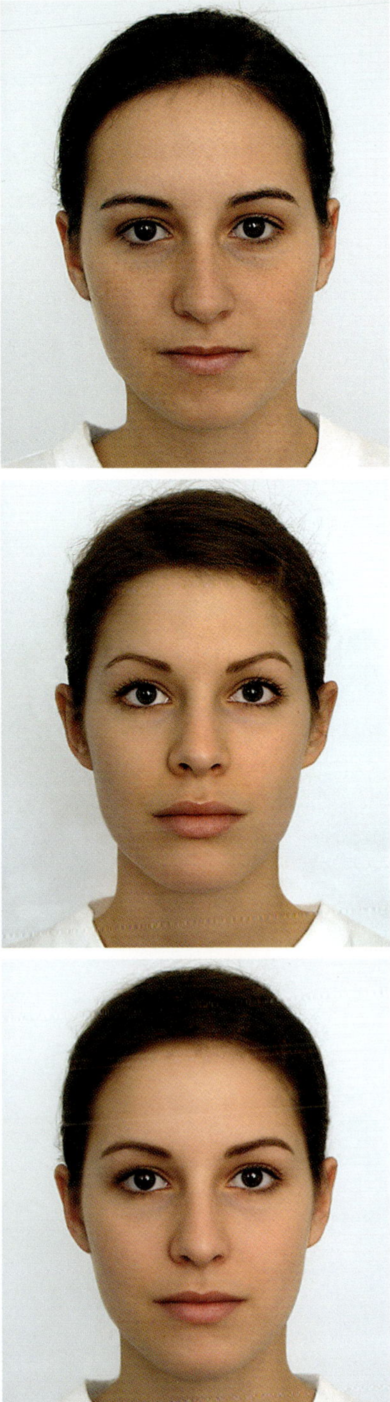

Attraktive Frauengesichter

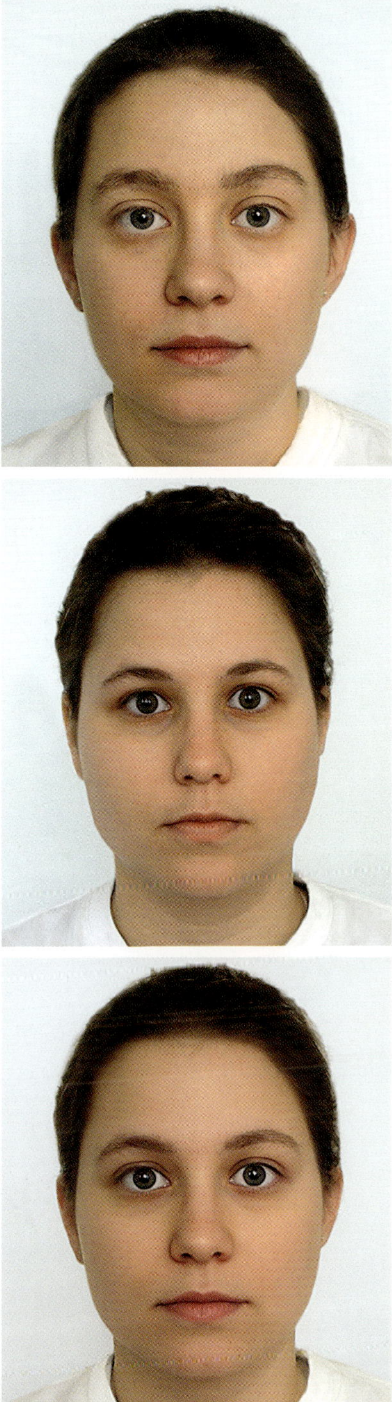

Unattraktive Frauengesichter

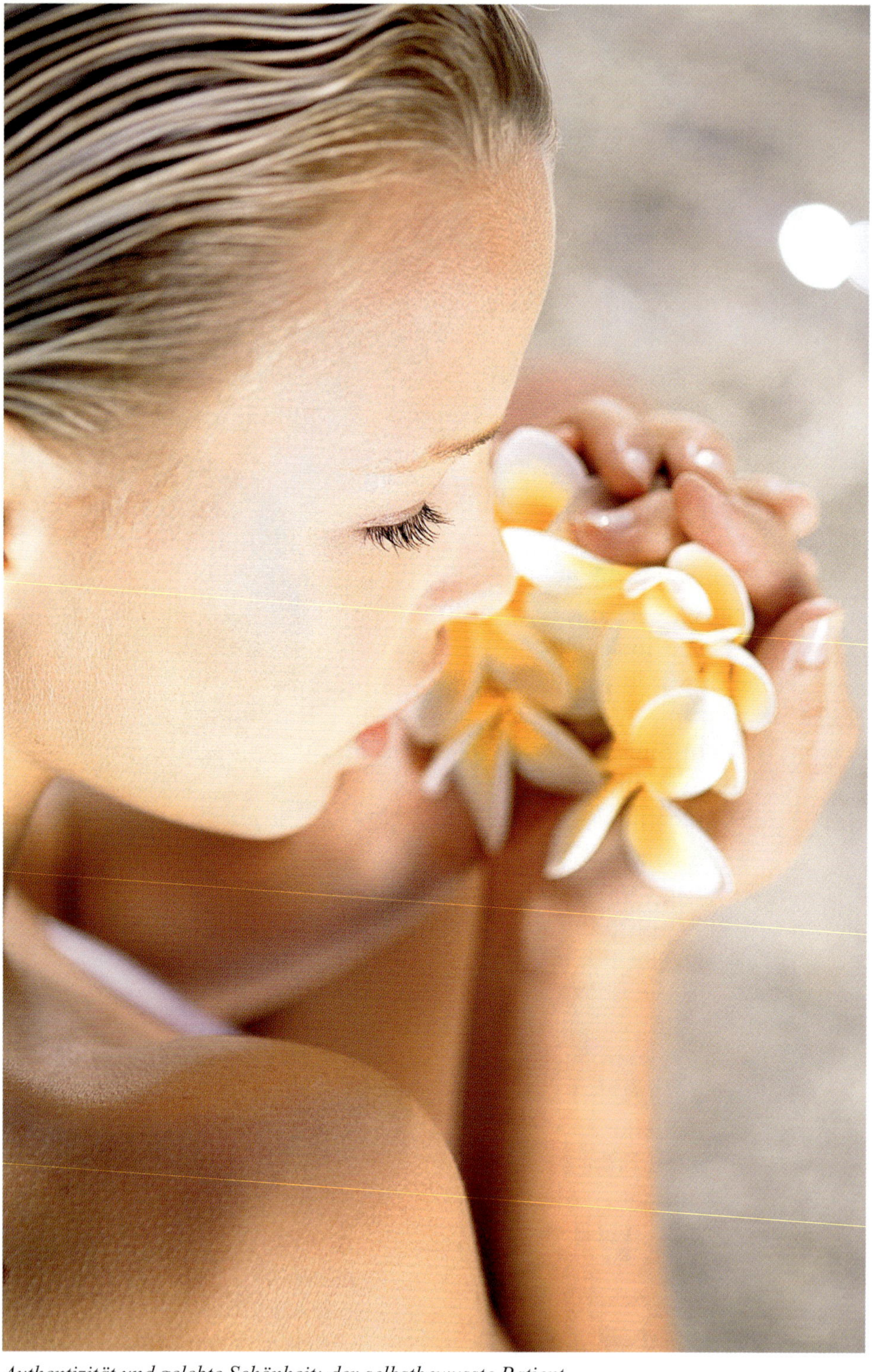

Authentizität und gelebte Schönheit: der selbstbewusste Patient

Im Folgenden versuche ich dennoch, diese Gesetzmäßigkeiten herauszuarbeiten, jedoch ohne Anspruch auf Vollständigkeit:

Ausgehend von einer Drittelung unseres menschlichen Gesichts, unterscheiden wir das obere, mittlere und untere Gesichtsdrittel. Im oberen Drittel bestimmen die Augen, die Brauen und deren Form, die Form der Stirn und der Haaransatz und die Zornesfaltenregion sowie die Haut mit ihrer unterschiedlichen Faltendarstellung das Gesamtbild. Als besonders schön wird in unserem Kulturkreis das mandelförmige Auge im Gegensatz zu einem eher rundlichen Auge empfunden. Die hierzu korrespondierende Augenbraue weist unterschiedliche Konfigurationen auf und gibt dem Gesichtsausdruck eine individuelle Note. In Verbindung mit der Umschlagfalte des Oberlids ergibt sich der subtile Ausstrahlungsmoment der ästhetischen Einheit Auge. Dünne oder dicke Augenbrauen, ansteigend wie beim Katzenlook oder eher gerade, stellen jeweils zwei Extreme dar. Während die Katzenform eher offensiv, wach und aufmerksam wirkt, so wirkt die tiefe Augenbraue eher verführerisch im Sinne eines Schlafzimmerblicks. Beide Qualitäten können hochattraktiv für den Betrachter sein. Erst wenn eine schlaffe Oberlidhaut sich zu dem Befund hinzugesellt, wirken beide Ausprägungen nicht mehr im gewohnten Sinne. Der Blick wird plötzlich müde und verliert die Attraktivität.

Im Unterlidbereich erhofft man sich die glatte Annäherung der Wangenhaut zum Unterlidrand. Dies wird als schönste Form der Unterlidzone angesehen. Sind die Unterlider verquollen, verbindet man hiermit Traurigkeit, Leid und Verheultheit, ein dunkler Augenring spricht für Müdigkeit, Erschöpfung und Krankheit. Hier ist die Farbgebung der dunklen Augen auch im übertragenen Sinne zu bewerten. Sind die Augen düster, können sie schlecht beurteilt werden. Das Gegenüber spricht zu zwei schwarzen Löchern ohne erkennbare Resonanz. Dies hat entscheidenden Einfluss auf die Kommunikationsebene und Stimmungslage des Gesprächspartners. Man kann behaupten, dass dunkle Augen im mitteleuropäischen Wertempfinden ein »ästhetischer Notfall« sind. Der Augenbereich braucht klar erkennbare Verhältnisse, bei denen die einzelnen Einheiten eine klare Definition ihrer Form haben müssen, mehr als in anderen Bereichen des Gesichts, um überhaupt eine klare und überzeugende kommunikative Wirkung zu entfalten.

Die Falten des oberen Gesichtsdrittels werden als Zornesfalten, als horizontale Stirnfalten (quere Stirnfalten) und als Lachfältchen unterschieden. Als negativstes Element wird sicherlich die Zornesfalte, auch als Glabellafalte bezeichnet, empfunden. Die horizontalen Stirnfalten werden betont, wenn wir aufmerksam zuhören, die Lachfältchen, wenn wir besonders lachen. Verbunden mit diesen positiven Stimmungslagen, sind beide daher auch positiv konnotierte Faltenbilder.

Das mittlere Gesichtsdrittel prägen die Wangenregion und die Nase. Das lachende, freundliche Gesicht hat immer eine kontinuierlich geformte Wange, die sich durch eine mehr oder minder ausgeprägte Volumenspannung faltenfrei präsentiert. Dabei rückt die Wange auch mehr zum Unterlid, so dass sich hierbei auch die Faltenverhältnisse am Unterlid verändern. Die Falten werden gestaucht und sind somit nicht mehr beurteilbar. Die Behauptung, Lachen mache schön, findet hier ihre Erklärung. Interessant ist, dass sich bei der Lachbewegung die Nasolabialfalte ausbildet und sich in den meisten Fällen mit einer tiefen Furche zeigt. Im Zusammenhang mit der Vielzahl von positiven Einflüssen fällt aber die Nasolabialfalte nicht auf beziehungsweise nicht ins Gewicht. Man könnte auch behaupten, man hat ein anderes Aussehen, wenn man lacht, man hat ein anderes Gesicht. Der Brückenschlag zur Psychologie liegt hier sehr nahe, ebenso zum Gemüt des Einzelnen und zu seiner Wirkung nach außen.

Die Nase unterliegt eigenen Gesetzen, so dass hier eine generelle Beurteilung und Analyse schwerfällt. Die Form der Nase wird von ihrer Größe und ihrem proportionalen Verhältnis in Korrespondenz zum restlichen Gesicht beurteilt. Wichtige Aspekte sind der Nasenrücken (zum Beispiel die »griechische« Nase), die Nasenbreite im Bereich von Nasenwurzel, -flügel und -spitze sowie der Hauttyp mit einer entsprechenden Dicke. Eine Nase kann ein ästhetisch attraktives Gesicht nahezu hässlich machen, eine unschöne Nase kann aber auch ein schönes Gesicht zu einem ganz besonderen und einzigartigen Unikat im positiven Sinne machen. Insofern sollte die Nase immer im Gesamtzusammenhang des Gesichts gesehen werden, und es bedarf einer großen Erfahrung, eine gute, wertfrei objektive Beratung im Bereich der ästhetischen Nase zu präsentieren.

Im unteren Gesichtsdrittel befindet sich ein weiteres mimisches Aktionszentrum, die Mundregion. Im Bereich des Mundes interagieren fünfzehn mimisch aktive Muskeln teils simultan, die für eine Vielzahl von individuellen Faszikulationen verantwortlich sind. Insbesondere beim Fortschreiten des Alterungsprozesses wird beim Abbau des Unterhautgewebes diese mimische Aktivität zunehmend in Form von multipler Faltenbildung sichtbar. Zum einen kommt es zu einer tabaksbeutelartigen Runzelung im Bereich der »weißen« Ober- und Unterlippe, zum anderen findet eine Ausbildung von Marionettenfalten (Nussknackerfalten) statt, die immer eine stark negative Wirkung hat. Hinzu kommt möglicherweise eine Vielzahl zusätzlicher Falten, die in Abhängigkeit vom Alter und Fettgewebsschwund mehr oder weniger dominieren.

Bleibt im Gesichts- und Kopfbereich der Hals zur ästhetischen Beurteilung. Ein schöner Hals zeigt ein glattes Hautbild mit einem elastischen, aber konkav bis zu einem rechten Winkel im Profil anliegenden Hautmantel, der die Stauchungs- und Dehnungsbeanspruchung spielend toleriert. Beginnende horizontale Faltenringe scheinen sich teilweise wertfrei in ein schönes Hautbild eines Halses einzubetten, ohne dass sie störend auffallen. Erst wenn es durch das Absinken der Wangenregion zu einer Ausbildung von »Hängebäckchen« unterhalb der Kinnlinie kommt, treten ästhetische Konfliktpunkte auf, die auf das Gesicht im Ganzen negativen Einfluss nehmen. Zusätzlich prägen sich wulstige Stränge des Halsmuskels vertikal aus, die sich teilweise als truthahnartige, hängende Hautlappen zeigen können. Ist der Alterungsprozess bereits weiter fortgeschritten, dann ergänzt eine feine Runzelung der Hautoberfläche das vollständige Erscheinungsbild eines »alten« Halses.

Abschließend sei auf die Alterserscheinungen der Haut eingegangen, die teilweise neben krankheitsrelevanten Aspekten auch ästhetische Bedeutung haben. Die sogenannte Alterselastose ist durch eine überdurchschnittliche Fältelung gekennzeichnet, oft verbunden mit kleinen roten und bläulich wirkenden Äderchen, fleckenartigen bräunlichen Verfärbungen (Altersflecken) und braunen bis schwarzen Verhornungsstörungen (Alterswarzen). Weitere Veränderungen wie hyperplastische Talgdrüsen, hexenartig behaarte Warzenfibrome und gelblich anmutende, oberflächlich eingeschlossene Fettaugeneinschlüsse (Xantelasmen) können ein vom Alter geprägtes Hautbild komplettieren. Krankhafte Veränderungen wie Vorstufen der verschiedenen Hautkrebsarten zeigen sich in geröteten, schuppenden Veränderungen, die meist unregelmäßig begrenzt sind oder in unregelmäßig konfigurierten, dunkelbraun gefärbten Hautveränderungen zu beobachten sind. Eine schöne und gepflegte Haut eines reiferen Menschen ist meist frei von diesen Hautveränderungen, gerade weil diese mit den vielen neuen und sehr schonenden Verfahren gut zu behandeln sind.

Gute Falten – schlechte Falten

Gute Falten:

- feine quere Stirnfalten
- Lachfalten, sofern diese strahlenförmig zentrifugal verlaufen
- »Bunny lines«, Häschenfältchen am Nasenrückenrand

Neutrale Falten:

- kaum bis mäßig ausgebildete Nasolabialfalten
- leicht ausgebildete Unterlippenfalte
- feine quere Nasenwurzelfalte
- gering ausgeprägte horizontale Halsfalten

Schlechte Falten:

- Zornesfalte
- Marionettenfalte
- diagonale Augenringfalte
- tiefe Naolabialfalte
- tiefe quere Stirnfalten
- tiefe Unterlippenfalte
- tiefe quere und vertikale Halsfalten

Die Veränderungen am restlichen Körper sind zunächst nicht so auffällig wie jene des Gesichts und des Halses, jedoch zeigen sich ganz klassische vorhersehbare und regelmäßig bei jedem Menschen zu findende Veränderungen, die von jedem Betrachter auch subjektiv wahrgenommen werden, jedoch nicht bewusst verstanden und somit als unschöne altersbedingte Veränderung beschrieben werden können.

Im Wesentlichen verändern sich im Laufe des Lebens die Körperhaltung und die Fettgewebsverteilung. Diese von individuellen Faktoren abhängige Ausprägung vollzieht sich bei allen Menschen, ohne dass man sich dagegen wehren könnte.

Der knöcherne statische Unterbau der Gestalt reift einhergehend mit einer zunehmenden Krümmung der Wirbelsäule und einer Verbreiterung des Beckens, die bei Frauen mit Mehrfachgeburten noch häufiger und ausgeprägter zu finden ist. Damit verbunden ist ein Hautüberschuss, der durch die geringere aufrechte Streckung des Skeletts bei gleichzeitig sich abnutzenden Bandscheiben und zusammensinternden Wirbelkörpern durch eine abnehmende Körpergröße bedingt ist. Die zunehmend gebückte Haltung eines alten Menschen ist ein typisches Sinnbild, dem nur durch wenige Ausnahmen widersprochen wird. Der Hautüberschuss ist besonders am Rücken durch eine tannenbaumartige Verhängung sichtbar. Die Haut, die über der Wirbelsäule fixiert ist, verschiebt sich zur Seite hin hängend nach unten und entwickelt so dieses typische, unschöne Bild.

Zusätzlich verändert sich die Fettverteilung des Unterhautfettgewebes, selbstverständlich im Ausprägungsverhältnis in Abhängigkeit von der Ausgangsanlage. Die im Wesentlichen betroffenen Zonen sind jene, die anatomisch tief angelegtes Fettgewebe aufweisen. Diese befinden sich im Bereich der Knieinnenseiten, im Bereich des inneren und äußeren Oberschenkelansatzes, der Hüfte und der Nabelregion. Insbesondere fällt auf, dass das »reifere« Knie ein viel breiteres Erscheinungsbild hat, was in einzelnen Fällen sogar Gehbeschwerden verursacht. Wesentlich häufiger, ja fast regelmäßig führt das Wachstum des Fettgewebemantels an der weiblichen Oberschenkelinnenseite zu einem Problem im Bewegungsablauf, das sich in einem »watschelartigen« Gang äußert. Die betroffenen Frauen können nichts dafür, dass die vermehrte Fettgewebsmasse verhindert, dass das Bein gerade nach vorne bewegt werden kann. Deshalb wird der Oberschenkel in Form eines Halbkreises um die andere Extremität herumbewegt. Im Stehen fällt auf, dass die Betroffenen ein eher breites Standverhalten aufweisen, was mit der Zeit unbewusst geschieht. Eine Absaugungsbehandlung an den Innenseiten der Oberschenkel verändert diese Situation schlagartig.

Ebenso kommt es auffällig oft zu einer zunehmenden Fettgewebsdicke im Bauchbereich. Verbunden mit weiteren typischen Umverlagerungen und Fettgewebsverteilungsentwicklungen an der Außenseite des Stammes in Höhe der Brust, im Bereich der Axille und der Oberarme, kommt es zunehmend zu einer formlosen Verplumpung des proportionalen Aspekts des Körperstammes. Die Kumulation von Fettgewebe im Schulterbereich führt bei einer hängenden Armhaltung zur Quetschung der bei Abspreizung der Arme unauffälligen proportionalen Verhältnisse, woraus eine ausgeprägte Fülle der Brust, des Rückens und der Schulter resultiert. In Verbindung mit der Vergrößerung des knöchernen Brustkorbs (altersbedingter Emphysemthorax) entsteht ein typisches Bild, das matronenartig wirkt und nicht mehr an einen jungen, vitalen Körper erinnert.

Dieser Verlust von visuellen Schlüsseleffekten, wie zum Beispiel bei einer jungen Frau eine ausgeprägte Taille, mäßig betonte Hüften, schlanke Beine, ein schmaler Brustkorb mit definierter Abgrenzung der weiblichen Brust und breite Schultern, ist als Attraktivitätsverlust zu bewerten. Da die visuelle Stimulation, die gewünschte Signalaussendung, nicht erfolgt, bestimmt die fehlende Resonanz des Gegenübers das Stimmungsprofil der Person.

Bei der ursächlichen Analyse spielt eine Vielzahl von auslösenden Faktoren eine Rolle. Die Ernährung ist ebenso entscheidend wie ein gezieltes körperliches Training; die hormonelle Veränderung im Laufe des Lebens sowie erkrankungsbedingte Veränderungen tragen ebenfalls zur Altersmetamorphose bei. Das macht deutlich, dass ein wissenschaftlich anspruchsvolles »Anti-Aging« oder besser »Well-Aging«

ein Zusammenspiel von vielen unterschiedlichen Bereichen bedeutet, von der internistischen Medizin und der Physiotherapie bis zur ästhetisch-plastischen Chirurgie und Dermatologie.

Von Angesicht zu Angesicht

Spieglein, Spieglein an der Wand

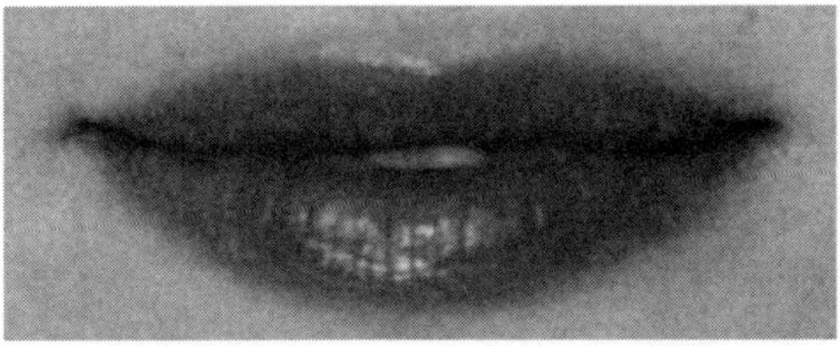

Beim Blick in den Spiegel suchen wir Selbstbestätigung und Identität. Attraktivität an sich ist die Anpassung an aktuell gültige Normen. Die meisten Menschen wollen nicht negativ auffallen, sondern so positiv wie möglich auf andere wirken. »Schönheit ist auch ein Kampf um Aufmerksamkeit«, bestätigt der Soziologe Professor Otto Penz von der University of Calgary. Es ist wichtig, dass wir Bestätigung von außen erhalten. Denn Rückmeldung und Selbstgefühl beeinflussen sich gegenseitig. Wer von anderen nie gesagt bekommt, dass er attraktiv ist, wird irgendwann an seinem Selbstbild zweifeln. Andererseits bringen Komplimente auch wenig, wenn jemand seine Nase zu groß, den Po zu flach und den Bauch zu dick findet. Diese Grundeinstellung lässt sich mit Sicherheit durch die Umwelt kaum ins Gegenteil umkehren.

Ein Glücksfall besteht, wenn die persönliche Auseinandersetzung mit dem eigenen Spiegelbild harmonisch verläuft und ein Zufriedenheitsgefühl, Ruhe oder inneres Glück auslöst.

Den Patienten erspüren

Ich habe nicht die Vorstellung, dass ein Mensch einem bestimmten Schema entsprechen muss. Mein Respekt vor dem Individuum ist zu groß, als dass ich mir anmaßen würde, ihm einen Stempel aufzudrücken. Ich sehe dem Menschen ins Gesicht und setze mich damit auseinander, was ihn an sich selbst stört. Ihn zu spüren ist meine Intention. Ich achte darauf, was beim Lachen, Sprechen in seinem Gesicht vor sich geht. Ob sein Kinn beim Sprechen aufblitzt oder die Mundwinkel sich verziehen. Motorik und Emotionen verändern je nach Ausprägung die Gesamtoptik mehr oder weniger stark. Negative Erscheinungen, die daraus resultieren, sind zum Beispiel Augenringe und herabgezogene Mundwinkel. Aus ästhetischer Sicht ungünstig sind ebenso die senkrechten Zornesfalten zwischen den Augenbrauen, eine Schmallippigkeit und eine abgesunkene Wangenpartie, was in der Fachsprache als Sagging (»Absacken«) bezeichnet wird. Krähenfüße finde ich nicht unbedingt störend. Für mich sind sie vielmehr wie Sonnenstrahlen, die gerade beim Lachen eine positive Ausstrahlung erzeugen. Eine Korrektur könnte die Gesamtharmonie durchaus sogar verschlechtern.

Nie alle Falten glätten

Für jeden Patienten suche ich individuell geprägte Lösungsansätze für sein Problem. Beispielsweise werde ich Hyaluronsäure anwenden, um hängende Mundwinkel anzuheben, die oft verantwortlich sind für einen negativen Gesichtsausdruck. Das ist ein verhältnismäßig kleiner Eingriff mit einem unvergleichlich großen Effekt. Dabei wird das flüssige Implantat in

Form von »Fäden« durch die Nasolabialfalte eingespritzt. Diese Hyaluronsäurestränge erzeugen beim Reden und Lachen eine Aufrichtung der Mundwinkel. Das Ergebnis ist sofort sichtbar und hält oft bis zu einem Jahr. Eine wichtige Regel lautet: Nicht alle Falten glätten. Denn ein völlig glatt gespritztes Gesicht erzeugt im emotionalen zwischenmenschlichen Dialog wenig positive Reaktionen. Schön ist jemand, der mir ein gutes Gefühl gibt, und nicht jemand, der steril oder gekünstelt wirkt.

Bei einer wissenschaftlichen Reihenuntersuchung, die sich dem Phänomen der perfekten Schönheit widmet, mögen andere Gesetze gelten. Aber wenn sich im wirklichen Leben am Ende eines Abends ein Gesprächspartner mit attraktivem Gesicht als unangenehm herausstellt, hat das ästhetische Äußere zwar die Aufmerksamkeit generiert, aber nicht zum weiteren Erfolg geführt. Im Gegensatz hierzu vermag die auf den ersten Blick vielleicht weniger anziehende Frau sympathischer sein und somit die Begehrenswertere. Auch das hat wiederum viel mit Lebensgefühl zu tun. Umso fataler ist es deshalb, wenn in dieser differenzierten Ebene von einem ungeübten, ästhetischen Mediziner bei einer ästhetischen Operation eine »Versehrtheit« produziert wird wie ein hängendes Unterlid (Ektropium) oder ein verzerrtes Gesicht und nicht nur die Attraktivität, sondern auch die ausstrahlende Sympathie zerstört wird.

Der erste Eindruck

Warum verspürt jemand überhaupt Verlangen nach einer ästhetischen Behandlung? Die meisten Leute brauchen eine gewisse Akzeptanz, die für sie wichtig ist. Ob man vom anderen angenommen oder abgelehnt wird, das entscheidet sich zwischen zwei Menschen bereits in den ersten Sekunden des Kennenlernens. Auch in meinem Sprechzimmer spielen diese ersten

Momente der Begegnung mit einem Patienten eine wichtige Rolle. Schon bevor ich die Begrüßung ausgesprochen habe, habe ich ihn beim Betreten des Raums optisch abgetastet. Sofort kommt es seinerseits zu einer mimischen Reaktion, wie er auf meinen Gruß reagiert. Dann entwickelt sich im Dialog die dritte Phase, eine gegenseitige Reaktion. Aus diesen verschiedenen Mosaiksteinchen entsteht schließlich das Gesamtbild.

Es ist hinreichend bekannt und auch wissenschaftlich belegt, dass Menschen, die erst auf den zweiten Blick Sympathien gewinnen, es schwerer als andere haben. Schon aus diesem Grund sind ästhetische Eingriffe legitim und ist der Wunsch danach verständlich. Sitzt so ein Patient vor mir, lüge ich nicht mit falschen Komplimenten. Allerdings werde ich auch bei einer Person, die mir menschlich nicht so liegt, einen Weg finden, dass sie mit sich und der Umwelt besser zurechtkommt. Persönlicher Friede basiert auf geheimen Wünschen. Werden sie umgesetzt, fördert das das Selbstbewusstsein und macht frei. Die Initialfrage an den Patienten lautet bei mir deshalb stets: »Was kann ich für Sie tun?«

Der Schlüssel zum ästhetischen Erfolg

Die Schlüsselindikation ist für mich als Arzt immer das, was den anderen am meisten an sich stört. Dabei ist es auch bereits aufschlussreich, ob es sich um einen gewünschten Eingriff am Gesicht oder am Körper handelt. Das zeigt mir, wo der Patient seinen Fokus hat. Verlangt eine Frau beispielsweise nach einem Bodycontouring, obwohl ihre tiefen Augenringe wesentlich auffälliger sind, würde ich dieses Thema der Augenringe nur sehr vorsichtig ansprechen. Sollte ich merken, dass sie ablehnend darauf reagiert, ziehe ich mich schnell wieder zurück.

Gibt sie zu, dass ihr das auch schon aufgefallen wäre, sie aber der Meinung sei, da könne man ohnehin nichts machen, dann würde ich ihr eine Behandlung mit Eigenfett vorschlagen.

Bei einer Konsultation muss sich der Arzt stets bemühen, sich als Experte vorsichtig an das Kernproblem heranzutasten. Ich habe dafür mein eigenes System entwickelt. Richtet sich mein Blick in das Gesicht eines Patienten unweigerlich zuerst auf ein Muttermal, so dass ich nicht auf Augen oder Mund schauen kann, dann würde ich diesen negativen Aspekt von mir aus ansprechen. Es muss also ein richtiger Blickfang vorhanden sein. Ist andererseits so ein Makel zwar vorhanden, aber weniger auffällig, halte ich mich zurück oder komme vielleicht eher nebensächlich am Ende der Beratung darauf zu sprechen. Das mache ich dann schon aus dem Grund, um mich nicht dem Vorwurf des Desinteresses auszusetzen. Schließlich könnte es der Patient als mangelndes ärztliches Bemühen auslegen, wenn ich ihn auf so eine Auffälligkeit überhaupt nicht anspreche.

Grenzen des Machbaren?

Ein weiterer wichtiger Behandlungsabschnitt ist die Frage »Wie viele Korrekturen lasse ich auf einmal durchführen?« oder »Was ist das richtige Maß?«. Ich finde, dass alles, was nach dem oder den Eingriffen noch natürlich aussieht, vertretbar ist. Natürlich ist das, was man als Korrektur nicht erkennt. Ein überzeichnetes Ergebnis kann dagegen niemals alltagstauglich sein. Genauso lehne ich ein totales Make-over, eine Runderneuerung, ab. Das widerspricht nicht der Tatsache, dass bei größeren oder umfangreicheren Korrekturen auch mehrere Eingriffe erforderlich sein können. Zum einen wäre eine Mega-Operation für den Patienten zu belastend. Zum anderen empfiehlt es sich, das primäre Ergebnis abzuwarten und zu beurteilen. Um beispielsweise einen Patienten wesentlich zu verschlanken, empfehlen sich mehrere Schritte mit Pausen, in denen sich das traumatisierte Gewebe erholt und sich die neue Struktur und Proportion manifestiert haben. Nicht zuletzt erhöht sich durch dieses schrittweise Vorgehen auch die Akzeptanz durch das soziale Umfeld des Patienten, da dieses die Veränderungen in kleinen Schritten als natürlichen, nicht nachvollziehbaren Prozess wahrnimmt.

Umsetzung ästhetischer Maßnahmen

Eine Behandlung im Bereich der ästhetischen Medizin soll anonym bleiben, wenn der Patient es wünscht. Seine persönliche Integrität und Authentizität sollen erhalten bleiben und durch nichts untergraben werden. Sich in der Gesellschaft zu outen oder es als Geheimnis zu wahren liegt einzig und allein im Ermessen des Betroffenen. Es gibt zwei Arten von Patienten: Die einen sprechen offen und ohne Scheu darüber, weil es bei ihnen so passt. Die anderen sprechen nicht darüber, weil es sie psychosozial beeinträchtigen würde.

Aus meiner Praxis kann ich sagen, dass die meisten Patienten sich selbst äußerst objektiv betrachten. Oft kann ich zwar das vorliegende Problem auf den ersten Blick nicht nachvollziehen, aber wenn jemand beispielsweise den Rock oder die Hose auszieht, dann sehe auch ich den Korrekturbedarf an Beinen oder Po. Andere haben aktuell tatsächlich noch keinen Befund, aber sie werden getrieben von der Angst vor einer bekannten oder vermeintlich genetischen Veranlagung.

Eine weitere Möglichkeit ist, dass bereits eine Korrektur stattgefunden hat, aber noch ein Restbefund vorhanden ist. Das bedeutet, dass bei dem Betroffenen der psychische Antrieb zur Behebung des Makels immer noch vorhanden ist – auch wenn er dem Betrachter noch so nichtig erscheint. Bevor ich einem weiteren Eingriff zustimme, frage ich in solchen Fällen nach dem ästhetischen Index. Dafür habe ich mir ein spezielles Modell zurechtgelegt. Ich sage dem unzufriedenen Patienten, er solle sich vorstellen, dass es sich bei diesem Befund nicht um ihn, sondern um eine andere Person handeln würde. Dann frage ich ihn, wie Fremde das Problem bewerten würden. Antwortet er, dass es den meisten nicht auffallen würde, hat er die Botschaft verstanden. Eine Nachkorrektur ist damit vom Tisch. Erklärt er allerdings, dass er das wohl verstehe, es für ihn persönlich aber relevant und wichtig sei, dass der Restbefund verschwindet, werde ich die Nachkorrektur durchführen. Und zwar, obwohl in diesem Fall das Triumvirat aus Schönheit, Attraktivität und Ästhetik nicht berührt ist! Man sollte immer versuchen, den Behandelten aus sich heraustreten zu lassen, damit er sich so sieht, wie ich ihn sehe.

Kein Ende in Sicht

Ein typischer Fall, bei dem man endlos operieren könnte, ohne Perfektion zu erreichen, ist das Problem der Krampfadern und Besenreiser: Wo fängt die Behandlung an, und wann ist sie beendet? Man hat beispielsweise dicke Krampfadern entfernt, aber es sind noch viele Besenreiser da. Bei so einem Ergebnis entführe ich die Patientin gedanklich an einen Swimmingpool. Dort zeige ich ihr jemanden, der mit dicken Krampfadern und Besenreisern an uns vorbeischreitet. Beide Befunde sind behandlungswürdig. Aber was ist mit den feinsten Adergeflechten, die auch noch da sind? Erkennt sie der Betrachter überhaupt aus der Distanz? Von der Behandlungsrelevanz und der Behandlungsempfehlung her würde ich als Arzt nach der Entfernung der Besenreiser aufhören. Andernfalls würde man nie ein Ende finden. Der betroffene Patient wird diesen Aspekt vielleicht zunächst nicht so sehen. Aber schließlich sind die meisten doch einsichtig, wenn man das so erklärt.

Die Haut: spiegeln und widerspiegeln

Die Haut ist der wichtigste Bestandteil, wenn es um Ästhetik und Schönheit oder/und um die Erhaltung von Schönheit und Attraktivität geht. Alles, was das Verständnis für relevante Vorgänge an diesem großen Organ fördert, sind wichtige Voraussetzungen, um ästhetische Behandlungskonzepte zu verstehen. Nicht ohne Grund wird die Haut als Spiegel unserer Seele bezeichnet. Sie verrät eine Menge über das körperliche und seelische (Wohl-)Befinden des Menschen. Insbesondere gilt das für die Haut im Gesicht. Sie reagiert auf äußere Einflüsse wie UV-Strahlen und Umweltgifte. Ebenso lassen sich zu wenig Schlaf, zu viel Alkohol und Nikotin, Stress, falsche Ernährung und so manche Krankheit von ihr ablesen. Unsere Stimmung und Gefühlslage wirken sich positiv wie negativ auf die Haut aus. Im gesamtästhetischen Erscheinungsbild darf sie nicht vernachlässigt werden. Eine Regelmäßigkeit in den Pflegegewohnheiten ist jedoch wichtiger als teure Produkte. Regelmäßige Besuche in einem Kosmetikinstitut schaffen die Basis für eine schöne und gepflegte Haut.

Nicht zu unterschätzen ist das Haptische, das mit manueller Pflege verbunden ist. Es stellt einen wichtigen Stimulus für die Zellen unserer Haut dar. Spätestens, wenn Haut auf Haut trifft, spürt man es ganz deutlich: Unsere äußere Hülle ist ein Sinnesorgan. Ein besonders sensibles noch dazu. Die Haut fühlt, kann Signale empfangen und senden. Sie »spricht« ohne Worte. Auch wenn es uns nicht passt, erröten wir vor Scham oder bekommen feuchte Hände. Berührungen, Wärme, Kälte,

Lust und Schmerz nehmen wir durch etwa fünf Millionen Sinneszellen wahr, die über die rund 1,7 Quadratmeter große Fläche Haut verteilt sind. Sie hilft bei der Regulierung der Körpertemperatur, kühlt durch Schweißbildung und isoliert den Körper mit Hilfe von Fettgewebe gegen Kälte. Sie schützt vor Verletzungen und verhindert das Eindringen von Krankheitserregern. Mehr als 3000 Hautsinnesorgane drängen sich auf einem Quadratzentimeter. Dass großflächige Bereiche durch reflektorische Nervenverbindungen sogar mit inneren Organen in Verbindung stehen, erforschte gegen Ende des 18. Jahrhunderts der englische Neurologe Sir Henry Head. Damals wie heute beschäftigt das Rätsel Haut die Wissenschaftler. Der Fachbereich für Genetik an der Stanford University in Kalifornien arbeitet beispielsweise an einem Forschungsprojekt, das sich auf die Entschlüsselung der menschlichen Haut konzentriert. Insbesondere könnte die Erforschung der Hautfarbe eine Revolution auslösen. Im Wesentlichen wird sie von einem dunklen Pigment, dem Melanin bestimmt, das sich zu komplizierten Molekülketten verbindet und in die körperartigen Strukturen der Melanosomen verpackt ist. Weiß man erst mal, wie die Tönung genau entsteht, kann es irgendwann möglich werden, die eigene angeborene Hautfarbe zu verändern: Eine Möglichkeit basiert auf Ribonukleinsäure (RNA), einer der Desoxyribonukleinsäure (DNA), unserer Erbsubstanz, verwandten Substanz, mit deren Hilfe gezielt bestimmte Gene ausgeschaltet und damit die Melaninsynthese beeinflusst werden soll. Was noch fehlt, ist eine Antwort auf die Frage, wie die RNA-Moleküle die Hautbarriere überwinden können, um in die Hautzellen zu gelangen. Sobald das gelöst ist, könnte man mit einer einfachen Lotion Pigmentierungen in der Haut dauerhaft verändern.

Anti-Aging-Strategien

Die Gene sind nur zu maximal 25 Prozent dafür verantwortlich, wie und wann die Haut ihre Jugendlichkeit verliert. Bis zu 80 Prozent der Alterungsprozesse lassen sich auf externe zellschädigende Umwelteinflüsse zurückführen. Die meisten Linien und Fältchen gehen auf das Konto der Sonne. Die kurzwelligen UVB-Strahlen durchdringen die obere Hautschicht und sorgen für Sonnenbrand und erhöhtes Hautkrebsrisiko. Aber das ist noch nicht alles: Das langwellige UVA-Licht aus dem Sonnenspektrum dringt bis ins Bindegewebe der Haut vor, führt zu vorzeitiger Hautalterung und verursacht sogar Schäden direkt am Zellkern. Dabei entstehen Fehler im genetischen Code der DNA, in der unser Erbgut verschlüsselt liegt. Vermehren sich diese Zellschäden, zeigen sie sich als Falten und Elastizitätsverlust auf der Hautoberfläche. Wichtigster Faktor im dermatologischen Anti-Aging ist deshalb das Vermeiden von zu viel Lichteinfall beziehungsweise Sonnenexposition. Jede Tagescreme sollte mindestens einen Lichtschutzfaktor 15 enthalten. Beim Sonnenbaden sollte man je nach Region und Hauttyp ein spezielles Schutzprodukt mit mindestens LSF 20 auftragen (siehe Sonnenschutztabelle).

Erste Veränderungen der Hautstruktur können bereits im Alter von circa 30 Jahren sichtbar werden. Die ehemals pralle Haut speichert nicht mehr so viel Feuchtigkeit. Sie produziert rund 30 Prozent weniger Fett. Das Bindegewebe lässt nach, und auch die Zellerneuerung verlangsamt sich. Je trockener die Haut wird, desto mehr ist sie auf die Zufuhr von Fett und Feuchtigkeit von außen angewiesen. Durch das Fett wird die oberste Hautschicht so abgedeckt, dass die hauteigene oder per Creme zugeführte Feuchtigkeit darunter nicht so schnell wieder verdunsten kann. Feuchtigkeitsbinder wie Glyzerin, Harnstoff oder Hyaluronsäure können ein Vielfaches ihres Gewichts an Wasser binden und dadurch die Haut von innen aufpolstern. Dadurch sieht sie nicht nur praller und jünger aus, sondern ist auch besser gegen schädliche Umwelteinflüsse gewappnet. Sogenannte »Trockenheitslinien« lassen sich noch glätten durch die Einlagerung von Wasser, während ausgeprägte Mimikfalten allein mit den Mitteln der Kosmetik nicht mehr rückgängig gemacht werden können.

Schützen und reparieren

Zu den bewährten Wirkstoffen der Anti-Aging-Pflege zu Hause gehören Fruchtsäuren und reines Vitamin A (Retinol), um die Regenerationsfähigkeit der Haut zu verbessern. Sonnenfältchen und dunkle Pigmentflecken können damit reduziert werden. In den USA ist Vitamin-A-Säure offiziell zur Behandlung von Lichtschäden an der Haut zugelassen. In Deutschland bekommen es nur Aknepatienten auf Rezept verordnet. Vitamin-A-Säure verursacht eine starke Reizung der Haut. Schwangere sollten sie sicherheitshalber nicht benutzen. Frei verkäuflich sind schwächer wirksame Cremes mit Retinaldehyd und Retinol, das in der Haut in Vitamin-A-Säure umgewandelt wird. Es kann empfindliche Haut zwar reizen, ist aber nicht fruchtschädigend.

Vitamin C stärkt die elastischen Fasern und fungiert als Zellschutz, während Vitamin E die freien Radikalen bekämpft. Dass in Cremes meist beide Vitamine kombiniert werden, ist äußerst sinnvoll: Vitamin C schützt Vitamin E vor Oxidation. Andernfalls könnte es selbst zum freien Radikal werden. Die positiven Anti-Aging-Effekte beider Vitamine sind durch mehrere kontrollierte Studien am Menschen belegt. Das Gleiche gilt für Coenzym Q 10 (Ubiquinon), das eine wichtige Rolle bei der Energieproduktion der Zellen spielt. Es vermindert nachweisbar den Abbau von Bindegewebsfasern nach UVA-Strahlung. Weitere Antioxidantien finden sich in Pflanzen. Besonders die Blätter von grünem und weißem Tee, die grünen Teile des Amiabaums oder Ginkgo Biloba enthalten viele wirkungsvolle Flavonoide. Besondere Aufmerksamkeit in Sachen Anti-Aging gilt den Polypeptiden. Das sind längere Eiweißketten, die den Auf- und Abbau von Bindegewebsfasern beeinflussen. Dadurch können Falten reduziert und Hautdicke und -feuchtigkeit verbessert werden.

Sonnenschutztabelle:
Der mindestens erforderliche LSF richtet sich nach dem Hauttyp und dem UV-Index (UVI), der international einheitlich festgelegt wurde. Weltweit liegt der UVI zwischen 1 und 12, in Deutschland werden maximal Werte von 8 erreicht. Am Beispiel von einem UVI 10:

Hauttyp I	LSF = UVI x 4	→ LSF 40
Hauttyp II	LSF = UVI x 3	→ LSF 30
Hauttyp III	LSF = UVI x 2	→ LSF 20
Hauttyp IV	LSF = UVI	→ LSF 10

Ist die Haut, bedingt durch Sonnenstrahlen oder Solarium, geschädigt, ist eine medizinische Therapie empfehlenswert, um die damit verbundene äußerliche Ausprägung »hauterscheinungsfrei« zu gestalten. Rückgängig machen kann auch das den entstandenen Schaden jedoch nicht. Hierbei sind je nach Zustand des Befundes einfachste Behandlungen möglicherweise effektiv, oder in schweren Fällen können konservative, kombinierte Verfahren unerwartet gute Ergebnisse ermöglichen.

Cellulite: Mutters ungeliebtes Erbe

Nur für zehn Prozent aller Europäerinnen ist Cellulite ein Fremdwort. Ihr zugrunde liegt ein mütterliches Erbstück, und zwar eine genbedingt verringerte Anzahl von Fettzellen sowie ein weiches Bindegewebe. Mit der Figur hat es weniger zu tun. Auch gertenschlanke Frauen sind betroffen. Männer kriegen in den seltensten Fällen Cellulite (Ausnahme: Überproduktion an weiblichen Hormonen). Das liegt an ihrer Bindegewebsstruktur und den männlichen Hormonen, die es festigen. Die Fasern sind bei Männern und Frauen wie ein Scherengitter angeordnet. Bisher glaubte man, dass sie bei der Frau parallel verlaufen. In Wirklichkeit sind sie nur sehr stark dehnbar, was dann den Eindruck eines parallelen Faserverlaufs erwecken kann. Im lockereren weiblichen Gewebe drücken sich die in der Unterhautschicht (Subcutis) eingelagerten Fettzellen sichtbar nach oben durch, wenn sie überfüttert werden oder die darüberliegende Lederhaut mit den elastischen Kollagenfaserbündeln im Alter dünner und weicher wird. Hierbei spielt eine im oberflächlichen Anteil des Fettgewebes verlaufende Bindegewebsschicht (oberflächliche Körperfaszie) die wesentliche Wegbereiterrolle. Diese eher stabile Unterlage stellt das Fundament für die hormonbedingt zunächst wasserspeichernden Fettläppchen. Das unverhältnismäßig ausgeprägte Wachstum der Fettläppchen führt zu einer Streckung der benachbarten Bindegewebsgitterstruktur. Sie ist es, die den Fettläppchen zur Hautoberfläche hin das streuselkuchenartige Relief verleiht. Dieses wiederum zeigt sich bei der welkeren, dünneren Altershaut als unregelmäßige, celluliteartige Hautoberfläche.

Eine ausgewogene Ernährung mit wenig Fett ist deshalb so wichtig, weil der Körper alles, was nicht sofort gebraucht wird, einlagert. Fette kann er im Vergleich zu Eiweiß und Kohlenhydraten sofort speichern, ohne sie umzubauen. Von 100 Gramm Fett, die wir zu viel essen, werden 98 Gramm eingelagert. Die normalerweise stecknadelkopfgroßen Fettzellen können sich auf die Größe einer weißen Bohne aufblähen. Damit drücken sie auf Blutgefäße, behindern den Lymphabtransport und fördern Ödeme im Gewebe. Äußerlich entsteht dann ein welliges Hautbild. Auch durch gezielte Gymnastik, regelmäßiges Joggen, Radfahren oder Schwimmen wird der Stoffwechsel auf Trab gebracht und das Gewebe durch den aktivierten Lymphfluss entschlackt. Noch Stunden nach dem Training verbraucht der Organismus mehr Energie als normalerweise, und überflüssige Kalorien verbrennen, anstatt sich in den Fettdepots zur Ruhe zu setzen. Ein strammer Muskel lässt für Fett und schlaffe Haut keinen Platz. Wegcremen allein kann man Cellulite bestimmt nicht. Cremes und Gels mit Koffein oder Pflanzenextrakten von Efeu, grünem Tee, Algen oder Centella Asiatica (asiatisches Sumpfpfennigkraut) können bestenfalls zu einer gepflegteren Haut verhelfen. Am wirksamsten sind sie noch in Verbindung mit einer Massage, weil der sanfte Druck der Hände oder eines Geräts die Durchblutung anregt und damit die »Entsorgung« des Gewebes über die Lymphe beschleunigt. Er ist durch die aufgeblähten Fettzellen oft blockiert, und diese Stauungen führen zu noch stärkerer Dellenbildung. Was kann man aber nun dagegen tun?

Eine laienhafte Weichteilmassage der Haut wird bereits einen lymphentstauenden Effekt auf die Verhältnisse haben. Dagegen kann eine fachmännisch durchgeführte manuelle Lymphdrainage den Abtransport der Flüssigkeiten um das Zehnfache steigern. Regelmäßige Behandlungen mit dem Lymphomat, einem in Kammern unterteilten und mit Luft aufgeblasenen Strumpf, erzielen eine gute Besserung. Sie können auch zu Hause durchgeführt werden. Die Endermologiebehandlung beim Arzt bringt optimale Ergebnisse. Es ist eine durch ausgebildetes Fachpersonal durchgeführte maschinelle Saug-Knet-Massage, die in regelmäßigen Abständen in zunehmend größeren Intervallen quasi als Dauertherapie zwei bis drei Jahre lang durchgeführt werden kann.

Glatt gesaugt

Aus medizinischer Sicht ist Cellulite total unbedenklich. Jedoch kann sie eine starke ästhetische Beeinträchtigung darstellen. Abhilfe schafft eine Fettabsaugung (Liposuktion), auch bei schlanken Frauen, da nicht zwangsläufig die Menge der Fettzellen entscheidend verringert werden muss. Zur Behandlung der Cellulite wird hierbei das Fettgewebe nicht abgesaugt, sondern ausschließlich in der oberflächlichen Fettschicht zwischen Hautunterseite und oberflächlicher Körperfaszie homogenisiert. Der dabei entstehende Effekt bewirkt eine Entstauung des Bindegewebes und durch die hohe Rückbildungsfähigkeit im Zuge der Wundheilung, die die Haut von Natur aus besitzt, glättet sich ihre Oberfläche nach einigen Monaten. Dieses moderne Verfahren wird in Tumeszenzlokalanästhesie mit vibrierenden Kanülen durchgeführt. Zuerst wird eine stark verdünnte lokale Betäubungslösung in großen Mengen in das Unterhautfettgewebe der zu behandelnden Region eingebracht. Über mehrere, vier Millimeter kleine Hautschnitte werden dann die Vibrationskanülen eingeführt. Bei dieser Methode kommt es nur zu geringer Verletzung des Hautaufhängeapparates, der begleitenden Gefäße, Nerven und Lymphbahnen. Der Patient ist während der gesamten Behandlung wach, kann sich dabei drehen und wenden, einzelne Muskelpartien anspannen oder auch der Symmetrie wegen aufstehen. Anschließend werden die kleinen Hautschnitte lediglich verklebt, und der Patient bekommt für die erste Zeit nach dem Eingriff, solange noch Betäubungsflüssigkeit austritt, ein Mieder, das mit saugfähigem Material gepolstert ist.

Nach einer Woche kann man das Mieder bereits weglassen. Der Schmerz, den man anfangs verspürt, erinnert an einen stärkeren Muskelkater.

Ein Körperbild wie früher

Die Körperformung mit Hilfe der Fettabsaugung wird ähnlich wie die Cellulite-Behandlung durchgeführt. Allerdings wird hier das Fettgewebe in tieferen Fettgewebsschichten abgetragen. Insbesondere werden die fünf tiefen Fettgewebszonen (Reithosenareal, Oberschenkelinnenseite, Innenseite des Kniegelenks, Hüftbereich und Bauchnabelzone) behandelt. Die mittlere Fettgewebslage wird im Bereich des ganzen restlichen Körpers nach den entsprechenden figürlichen Erfordernissen reduziert. Dabei erfolgt wie auch bei der Cellulite-Therapie eine wundheilungsbedingte Kontraktion der Hautoberfläche, so dass sich die überschüssige Haut über einige Monate umstrukturiert zurückbildet und dabei verfestigt. Man bezeichnet die Fettabsaugung auch als Hautschrumpfungsmethode, ohne dass dabei Haut weggeschnitten werden müsste. Heute spricht man deshalb nicht mehr von einer Fettabsaugung, die in der Assoziation irreführend verstanden wurde, sondern von einem Lipolift.

Behandlungszonen sind vor allem die Beine vom Ansatz bis zu den Fesseln, der Bauch mit Taillen- und Hüftregion, der Rücken und das Gesäß sowie Arme, Hals und Gesichtsbereich. Eigentlich kann man vom Scheitel bis zur Sohle nahezu alle Regionen des Körpers behandeln.

Hände und Füße: Visitenkarten der Ästhetik

Von den Füßen schwärmte der geniale Maler und Architekt Leonardo da Vinci als »ein Meisterwerk der Präzision und wahres Kunstwerk«. Leider werden diese Präzisionsinstrumente, die aus jeweils 26 Knochen, 114 Bändern und 20 Muskeln bestehen, nur allzu oft kaum beachtet und lieblos behandelt. Gerade in späteren Lebensjahren. Dabei können Füße – vom Standpunkt der Ästhetik mal ganz abgesehen – erhebliche schmerzhafte Probleme verursachen, wenn man sie nicht regelmäßig pflegt. Hühneraugen, Hammerzehen, Hallux oder Fersensporn sind noch die geringsten. Die tägliche Pflege der Füße sollte so selbstverständlich sein wie das Händewaschen und Haarebürsten.

Die wichtigste Maßnahme der Fußpflege ist Sauberkeit. Jeden Abend sollten die Füße gründlich gewaschen werden. Hinterher eine Fußcreme einmassieren, um Hornhautbildung und Schweißgeruch entgegenzuwirken. Alle vier bis fünf Wochen ist es Zeit für eine Pediküre mit Kürzen der Nägel, um das schmerzhafte »Einwachsen« zu verhindern. Auch die Hornhaut muss regelmäßig entfernt werden. Sie entsteht durch Druck und kann zu schmerzhaften Hautrissen führen.

Die optimale Voraussetzung für gepflegte Füße ist der monatliche Besuch in einer Fußpflegepraxis, insbesondere wenn spezielle Fußprobleme behoben werden müssen. Medizinischer Experte ist übrigens der »Podologe«, ein Arzt, der mit der Lehre von den Füßen vertraut ist.

Noch mehr im Blickpunkt stehen die Hände. Sie verraten unser wahres Alter. Und offensichtlich auch sonst noch allerhand. Beispielsweise hat Marc Breedlove, Professor für Psychologie an der Universität von Kalifornien, vor etlichen

Jahren in *Natur* eine bemerkenswerte Studie veröffentlicht. Er hatte 1440 Hände vermessen und die Probanden nach ihren sexuellen Vorlieben befragt. Das Ergebnis: Lesbierinnen besaßen Hände mit unterschiedlich langen Zeige- und Ringfingern, während diese bei Heterofrauen gleich lang waren.

Auch ohne wissenschaftlichen Beweis unbestritten ist die Behauptung, dass ästhetische Hände ein Symbol für den Pflegezustand der gesamten Person sind. Sonne, Wasser und Umwelteinflüsse hinterlassen oft frühzeitig sichtbare Spuren. Pigmentflecken tauchen hier als Erstes auf. Da sich auf dem Handrücken vergleichsweise wenige Talgdrüsen und kaum Fettgewebe befinden, neigen die Hände außerdem zu Trockenheit. Tägliches Eincremen mit UV-Schutz ist neben regelmäßiger Maniküre eine notwendige Routine, wenn die Hände möglichst lange schön bleiben sollen.

Wird die Haut dünner, besteht die Möglichkeit, den Handrücken mit einer Eigenfettbehandlung aufzupolstern. Das Fett wird mittels der FAMI-Technik nahezu schmerzfrei und komplikationslos aus dem Körper entnommen und in den Handrücken eingespritzt. Einmal gewonnenes Eigenfett kann durch Tiefkühlung über mehrere Jahre für nachfolgende Behandlungen aufbewahrt werden. Ergänzende Hautoberflächeneffekte lassen sich durch eine zusätzliche Einbettung von Hyaluronsäurepräparaten wie Belothero®, Viscontour®, Restylane vital® oder Juvederm Ultra® erreichen. Sind dann noch störende Altersflecken vorhanden, könnnen sie schnell und schonend mit einem Erbium- oder Rubin-Lasersystem, durch IPL-Pulslicht oder ganz banal durch Betupfen mit flüssigem Stickstoff entfernt werden.

Behandlungskonzepte für die Zukunft

Das richtige Konzept bei einem ästhetischen Eingriff ist immer das, welches das höchste Maß an Zufriedenheit bringt, dem Patienten Selbstvertrauen und Attraktivität schenkt. Dabei trägt der Arzt die Verantwortung für den Patienten, unabhängig von dessen Alter. Er muss ein Visionär sein. Wenn er heute einem Patienten Flüssigsilikon spritzt, um Falten zu korrigieren oder das Lippenvolumen zu vergrößern, muss er die möglichen Spätfolgen für die Zukunft bedenken. Wenn er bei einer Patientin das erste Facelifting mit 40 Jahren durchführt, dann mit 50 das zweite, muss er überlegen, was passiert mit ihr, wenn sie 60 Jahre alt ist und ein drittes möchte? Wird ihre Haut eine weitere Straffung dann überhaupt noch tolerieren?

Die altersabhängige Situation muss in jedem einzelnen Fall genau betrachtet werden. Der Arzt sollte maßvoll auf das Bild hinarbeiten, das durch sein Eingreifen erschaffen wird. Die Natur des Individuums muss sich darin wiederfinden.

Ein typisches Phänomen, das seit einiger Zeit bei vielen Prominenten zu beobachten ist, sind übertrieben aufgespritzte Lippen. Ein derart behandelter Mund, der schon bei einer 20-Jährigen grotesk aussieht, wie wird der erst wirken, wenn die Person 70 ist? Ästhetisch korrigierte Lippen müssen alltagstauglich sein, und das nicht nur für den Moment, sondern in jeder Lebenssituation. Welch abstruser Anblick, wenn man sich so einen prallen Schmollmund beispielsweise vor dem Hochzeitsaltar vorstellt oder am Grab bei einer Beerdigung.

»Unsere Haut, unser Fleisch ist nach Holz, Stahl und Plastik der Werkstoff der Zukunft«, sagt Zukunftsforscher Peter Wippermann, der mit seinem Hamburger »Trendbüro« seit 1992 als zuverlässiges Orakel für Prognosen darüber gilt, wie wir morgen leben werden. Weiter sieht er: »Jeder macht permanent Werbung für sich selbst – der Körper wird zum Mittelpunkt der eigenen Welt. Und die straffe Oberflächenspannung der Haut ist unser bestes Werbeplakat.«

Tatsache ist, dass die meisten Menschen heute länger jung bleiben. Sie pflegen sich besser und leben gesünder. Während die durchschnittliche Lebenserwartung vor Jahrhunderten noch bei 25 Jahren lag, in Deutschland um 1800 bei etwa 30 Jahren und um 1850 bei nur 38 Jahren, werden Frauen heute im Durchschnitt 85 Jahre alt. Das maximal erreichbare Alter wird derzeit mit etwa 120 Jahren angegeben. »Die Mitte des Lebens liegt heute bei etwa 50 Jahren und wird von vielen als eine zweite Pubertät empfunden: als Zeit, sein bisheriges Leben zu überprüfen und vielleicht neue Weichen zu stellen«, so Peter Wippermann.

Der Körper als Werbefläche

Auf diese neuen »Werbeflächen« Körper und Haut muss der ästhetisch tätige Arzt seine Behandlungsmöglichkeiten ausrichten. Bis 35 Jahre ist jeder Mensch auf seine Weise schön. Doch ab dann wird man immer irgendwelche Altersspuren an ihm erkennen können, unter denen die Schlüsselreize seiner Attraktivität leiden. Je älter die Population wird, desto notwendiger wird eine Kompensation durch ein breites Spektrum an Behandlungsmöglichkeiten, damit die Lebensqualität in Hinsicht auf die Ästhetik Schritt halten kann.

Die Anziehungskraft der Frauen auf die Männer lebt von den weiblichen Formen. Kindhafte Aspekte, auf die die momentan heißdiskutierte Size Zero anspielt, stecken von Natur aus in uns allen, weil wir unsere Herkunft nicht verleugnen können. Doch selbst wenn wir die überschlanken Mädchen auf den internationalen Laufstegen der Fashionshows und den Fotostrecken in Modemagazinen attraktiv finden, ist ein abgemagerter Frauenkörper kein Anreiz, wenn es um sexuelle Aspekte geht. Auch ein aufgespritzter Schmollmund ist ein Relikt aus der kindlichen Phase, und – wenn überhaupt – nur kurzfristig attraktiv. Echte Werte der Attraktivität bei Frauen sind eine schlanke Taille und gerundete Hüften. Für den Mann gelten ähnliche Werte. Ihn machen gut geformte Muskeln und ein straffer Po attraktiv.

Im Auge des Betrachters

Das Verständnis von Schönheit wandelt sich mit dem Alter des Betrachters. Was ein 50-Jähriger sexuell attraktiv findet, lässt einen 20-Jährigen womöglich kalt. Deutlich wird das am Beispiel einer Patientin Mitte 50. Sie ist eine der gut aussehenden »Medienfrauen«, die ihre Attraktivität mit mehreren kleinen ästhetischen Eingriffen vorteilhaft konserviert hat. Ein gelungenes Facelifting, Fettabsaugung, Eigenfett und Botox halten die Haut glatt. Auf einen gleichaltrigen Betrachter wirkt sie äußerst begehrenswert. Doch auf einer Fete hörte ich zufällig ein Gespräch unter 30-Jährigen mit, die sich gerade über diese Frau unterhielten und verwundert fragten: »Was ist denn mit der passiert?« Ähnliches ging mir durch den Kopf, als ich kürzlich in einer Zeitschrift eine Bilderreihe betrachtete, die Sophia Loren in ihren verschiedenen Lebensphasen zeigten. So wie der 35-Jährige sich von dem Gesicht der jungen Sophia angesprochen fühlt, gefallen mir die Fotos der 50-Jährigen, während der 70-Jährige sich wahrscheinlich mehr für die aktuellen Fotos begeistern wird.

Das Ende der proportionalen Körperformen

Mit zunehmendem Alter kommt es zum Rückgang aller Körperfunktionen, in dessen Folge sich auch die klassischen alterstypischen Proportionen ausbilden. Die untere Gesichtspartie verlängert sich, und die Brauen sinken stärker zu den Augen ab. An Ohren und Nase zeichnen sich die Knorpelanteile stärker ab, dadurch wirken sie länger beziehungsweise größer. Gleichzeitig geht das Unterhautfettgewebe, das natürliche Polster der Haut, zurück. Das Kinn verliert an Festigkeit, die Oberlippe wird schmaler und die geschwungenen Mundlinien der Jugend begradigen und verlängern sich. Auf diese Weise bekommt das weibliche Gesicht Züge, die vorher bereits typisch sind für das männliche Gesicht. Hier ist von Natur aus der Abstand zwischen Brauen und Augen kürzer, die Nase größer, die Lippen sind dünner, und das Untergesicht ist länger. Am Körper verlieren als Erstes Oberarme und Oberschenkel an Festigkeit, besonders die Partien an den Innenseiten werden schlaffer. Die Muskeln gehen zurück, und der straffe Körperbau weicht einem hängenden Gewebe. Die Taille wird breiter, Rückenfalten bilden sich aus. Aus ästhetischer Sicht müssen diese Altersmerkmale nicht unbedingt revidiert werden wie bei einer Modeskizze. Gefragt sind wenige, geringe Korrekturen. Die Entfernung der Rückenfalten beispielsweise bringt die Taille wieder mehr zum Vorschein. Doch auch diese Verjüngung wird beispielsweise bei einer 60-Jährigen gemäßigt stattfinden, weil sie nicht mehr die Wespentaille der 20-Jährigen haben muss – ohne lächerlich zu wirken.

Auch das Behaarungsbild von Kopf und Körper verändert sich. Das Kopfhaar wird lichter, Körperhaare werden störrischer. In der Postmenopause der Frau kommt es zu einer Androgenisierung mit Ausbildung eines Damenbarts. Er lässt sich mit einem Laser- oder Lichtgerät schonend und nahezu dauerhaft entfernen. Auch das Haarkleid am männlichen Körper erlebt einen gewissen Schwund. An vielen Männern um die 50 Jahre sieht es nicht mehr so schön aus wie früher. Selbst wenn der Body gut trainiert ist, wirken störrische oder ergraute Einzelhaare nicht unbedingt attraktiv. Viele rasieren sich oder lassen eine Laserepilation vornehmen.

Allgemein betrachtet, spielt die Haarästhetik des Körpers in unserer Gesellschaft überhaupt eine zunehmend wichtige Rolle. Waren Brusthaare beim Mann ab dem Ende der 80er Jahre verpönt, dürfen sie jetzt wieder wachsen. Sollte es stimmen, dass sich in der schwulen Szene Männertrends früher abzeichnen, stehen uns haarige Zeiten bevor. Das Magazin *Männer aktuell* fragte in einer Umfrage homosexuelle Männer, was sie an anderen Männern sexy finden. Dabei lagen Körperhaare auf Platz fünf – nach Po, Augen, Lippen und Humor.

Konzepte zur Glättung der Haut

Bei Verstärkung der Falten im Alterungsprozess kann man sie mittels verschiedener Unterspritzungsmaterialien aufpolstern und eine Minderung des Faltenniveaus erreichen. Auch Volumendefekte werden mit geeigneten Materialien unterspritzt und somit »unterfüttert«. Mimische Falten erhalten durch die Anwendung von Botulinumtoxin eine Glättung oder werden sogar ganz beseitigt.

Botox

»The Oscar goes to …« Wenn es einen Preis für die erfolgreichste Anti-Aging-Waffe gäbe, würde er einem winzigen Bakterium namens Clostridium botulinum gebühren. Als biologisches Kampfgift ist es gefürchtet, in hochverdünnten Minidosen unter die Haut gespritzt, glättet es die Haut. Inzwischen redet jeder von Botulinumtoxin, kurz Botox genannt, aber kein Laie weiß richtig Bescheid über die exakte Wirkung und die daraus resultierenden Möglichkeiten in der Anwendung. Diese Unkenntnis führt selbst bei manchen Experten zu einer Art Enthemmung.

Das Medikament Botulinumtoxin bewirkt einen sogenannten »Mimic Stress Relief«. Es ist ein »Verspannungsblocker«, der die Übertragung des Befehls zum Zusammenziehen vom Nerv auf den Muskel für circa drei bis fünf Monate blockiert. Seine Wirkungsweise ist ein Beispiel für eine ideale Substanz in der Ästhetik. Das erklärt auch seinen weltweiten Erfolg. Die individuell gezielte Behandlung mit Botulinumtoxin von Muskelgruppen, die einen negativen Gesichtsausdruck verursachen, führt zu einer positiveren Ausstrahlung und einem zunehmend attraktiveren Erscheinungsbild. Sogar bereits lange bestehende Falten werden deutlich und zum Teil sogar vollständig geglättet. Der Gesichtsausdruck erscheint insgesamt entspannter. Botox wird nicht in die Falte injiziert, sondern in den Muskel, der für die negative Mimik verantwortlich ist. Auf diese Weise wird seine Aktivität gebremst, und das Gesicht strahlt aufgrund der überwiegend positiv wirkenden Muskelpartien. Diese Behandlung ist deshalb besonders geeignet für die sogenannten »Zornesfalten« und »Sorgenfalten« auf der Stirn sowie der »Krähenfüße« am äußeren Augenwinkel. Im Stirnbereich angewendet, kann Botox beispielsweise gleich drei wichtige Funktionen erfüllen:

1. mimische Lenkung
2. Hebung der Augenbrauen = wache Augen
3. Hautglättung durch verminderten mimischen Stress

Bis auf wenige, sehr kleine Einstiche, die noch für ein paar Minuten zu sehen sind, hinterlässt die Behandlung keine Spuren.

Hyaluronsäure

Die wesentlichen Substanzen heißen Juvederm Ultra®, Restylane® oder Belothcro®. Darüber hinaus gibt es nahezu hundert weitere, weniger bedeutende Hyaluronsäurepräparate mit unterschiedlichen Eigenschaften und Qualitäten. Hyaluronsäure ist ein körpereigener Stoff der sogenannten »Interzellularsubstanz«, der biotechnologisch hergestellt wird. Hyaluronsäureprodukte sind sehr geschmeidig und daher optimal zum Unterspritzen feiner Falten wie zum Beispiel feiner Oberlippenfältchen oder sehr weicher Konturen geeignet. Ideal lassen sich damit auch eine Konturierung und Volumenvergrößerung von Ober- und Unterlippe erreichen. Die Substanz ist sehr gut verträglich und wird vom Körper relativ rasch abgebaut. Der Effekt hält in der Regel zwischen einem und sechs Monaten an. Allerdings kommt es mit wiederholten Behandlungen im Abstand von zwei bis vier Monaten zu einem sukzessiven körpereigenen Gewebeaufbau, der dann permanent ist. Das ist insbesondere durch stabilisierte Präparate möglich. Doch auch hier muss der Arzt nach einem individuellen Behandlungskonzept vorgehen. Die Gefahr bei der Hyaluronsäure besteht darin, immer eine Spritze mehr zu setzen, um dadurch eine noch ausgefeiltere Definition zu erreichen. Bei einer Überzeichnung kann es zu einer unschönen Verschiebung der Mimik kommen.

Eigenfett

Das im Rahmen einer Fettabsaugung (Liposuktion) gewonnene körpereigene Fett wird aufbereitet und dann beispielsweise zur Faltenunterspritzung im Gesicht verwendet. Es kann sogar eingefroren und zum späteren Einsatz wieder aufgetaut werden. Eigenfett eignet sich besonders zur großzügigen Volumenauffüllung von eingefallenen Wangen. Aber auch mittlere und größere Mimikfalten können damit aufgefüllt werden. Zu Beginn sollten in Abständen von vier bis acht Wochen zwischen drei bis fünf Behandlungen erfolgen, um ein bleibendes Resultat zu erzielen.

Poly-Milchsäure

Poly-Milchsäure ist eine körpereigene Substanz, die zu therapeutischen Zwecken synthetisch hergestellt wird. Der Handelsname ist Sculptra®. Ihre Vorteile sind eine gute Verträglichkeit und die lange Haltbarkeit des erreichten Effektes. Es wird weniger das Volumen vermehrt, als vielmehr das Bindegewebe qualitativ verbessert beziehungsweise verstärkt, wodurch die Haut an Dehnungsfähigkeit und Festigkeit gewinnt. Poly-Milchsäure eignet sich besonders für die sogenannte »Nasolabialfalte«, die sich von der Nase zum Mundwinkel zieht, sowie zur Anhebung hängender Mundwinkel. Da auch größere Mengen in einer Sitzung unbedenklich angewendet werden können, ist eine großflächige Auffüllung möglich, wie sie bei eingesunkenen Wangen erforderlich ist. Üblicherweise erfolgt die Behandlung in zwei bis drei Sitzungen im Abstand von ein bis zwei Monaten. Der erzielte Effekt hält bis zu vielen Jahren an oder kann sogar dauerhaft sein.

Kollagen

Kollagen ist im menschlichen Körper ein faseriger Bestandteil des Bindegewebes. Die Unterspritzungssubstanz wird aus Rinderhaut gewonnen, die aus geschlossenen Beständen amerikanischer Rinder stammt. Sie ist seit mehr als zwanzig Jahren im klinischen Einsatz bewährt und in verschiedenen Verdichtungsgraden für die unterschiedlichen Faltenausprägungen unter den Bezeichnungen Zyderm I® und Zyderm II®, Zyplast® erhältlich. Kollagenprodukte kommen bei eher feinen Fältchen zum Einsatz. Die Haltbarkeit des Effektes entspricht etwa dem der Hyaluronsäure. Vier Wochen vor der Behandlung mit einem Kollagenpräparat ist jedoch ein Verträglichkeitstest erforderlich. Allergien gegen die Eiweißbestandteile in der Unterspritzungssubstanz sind allerdings äußerst selten. Bei den vielen inzwischen verfügbaren Hyaluronsäure-Präparaten spielt das Rinderkollagen nur noch eine sehr untergeordnete Rolle. Ein neues Kollagen, das heute unter der Bezeichnung Evolence® auf dem Markt ist, entstammt der Schweinehaut. Die Eigenschaften dieses Präparates sind mit denen des Rinderkollagens nahezu identisch. Die Haltbarkeit wie auch die Sicherheit sind jedoch erheblich verbessert. Wegen der fehlenden relevanten Antigenität braucht man bei Evolence® keinen Allergietest durchzuführen.

Plasmagel

Dieses gelartige Injektionsmaterial muss vor jeder Behandlung frisch hergestellt werden. Dazu wird dem Patienten Blut abgenommen, um daraus zwanzig Milliliter Serum zu gewinnen. Da es sich wie beim Eigenfett um eine Substanz des eigenen Körpers handelt, ist eine Plasmagel-Behandlung als absolut risikolos anzusehen. Der zu erzielende Effekt ist dem des Kollagens und der Hyaluronsäure gleichzusetzen, spielt jedoch in der heutigen klinischen Anwendung noch nicht die große Rolle.

Calcium-Hydroxylapatit

Das Handelsprodukt nennt sich Radiesse® und ist ein Unterspritzungsmaterial, das mittlere und tiefe Falten sowie Volumenverluste im Gesicht langanhaltend ausgleicht. Es besteht aus Calcium-Hydroxylapatit-Mikrosphären, die in einem Trägergel eingebettet sind. In den tiefen Hautschichten bilden die runden Mikrosphären ein Gerüst, das den Körper zum Aufbau von eigenem Bindegewebe anregt. Das Trägergel löst sich über Monate auf. Die strukturellen Mikrosphären, die aus Calcium- und Phosphationen bestehen, werden durch den Stoffwechsel sehr langsam abgebaut. Deshalb hält die Wirkung der Behandlung etwa zwei Jahre an, also deutlich länger als das Ergebnis nach einer Behandlung mit anderen abbaubaren Unterspritzungsmaterialien. Das Radiesse®-Material enthält keine tierischen Bestandteile, ein Allergietest ist daher nicht erforderlich.

Silikonöl und nicht abbaubare Filter

Wie andere Permanentmaterialien ist Silikonöl nur im Ausnahmefall und bei speziellen Indikationen einzusetzen. Abzulehnen ist es bei der Bedienung von emotional getriebenen ästhetischen Behandlungswünschen. Die Problematik von Silikonöl liegt darin, dass eine korrekte Plazierung durch den Anwender erforderlich ist. Gelingt es nicht, entsteht ein bleibendes Problem. Im Alter, wenn sich die Weichteile im Gesicht abbauen, kommt es zu einer Verschiebung der Proportionen. Diese wird immer ausgeprägter, je älter der Patient ist. Silikonöl-Implantate lassen sich so gut wie nicht mehr aus dem Gewebe entfernen, ohne dass dabei große Defekte entstehen. Vergleichbare Problematiken zeigen Füllsubstanzen, die mit Acrylaten versetzt sind. Sie neigen in erhöhtem Maß zu Fremdkörpergranulomen. Das sind bis zu taubeneigroße Verdickungen im Gewebe. Nicht ohne Grund heißt es unter Ärzten: Permanente Filler schaffen permanente Probleme.

Zusammengefasst darf man heute behaupten, dass wir an dem Übergang zu einem neuen Zeitalter der ästhetischen Medizin stehen. Was früher zunehmend konzeptionell chirurgisch geplant wurde, ist heute mehr mit einem konservativ-therapeutischen Ansatz verbunden. Großvolumige Unterspritzungsbehandlungen mit Hyaluronsäure an unterschiedlichsten Stellen des Gesichts schaffen in der Kombination mit Botulinumtoxin Behandlungsergebnisse, die mit einem chirurgischen Lifting zu vergleichen sind. Deshalb darf man in diesen Fällen von dem Begriff des Liquid-Liftings sprechen. In den Händen eines erfahrenen Behandlers ist es ohne weiteres möglich, innerhalb von zwanzig Minuten eine faltenbedingte Alterssymptomatik zu beheben oder wesentlich zu verbessern.

Zusätzliche Konzepte zur Verjüngung der Haut

Durch zahlreiche Faktoren, insbesondere durch das Sonnenlicht und bei Rauchern, treten im Laufe des Lebens typische Alterungserscheinungen der Haut auf. Hierzu zählt neben einer Erschlaffung der Hautoberfläche mit Faltenbildung auch das Auftreten von Fehlpigmentierungen (zum Beispiel Altersflecken). Durch schonende und gezielte Abtragung der oberflächlichen Hautschichten wird ein Neubildungsprozess von Hautzellen angeregt, und daraus resultiert ein frischeres und jugendlicheres Erscheinungsbild. Bei einem Chemical Peel wird durch direktes Aufbringen von chemischen Substanzen wie Fruchtsäuren oder Trichloressigsäure (TCA) oder Phenol eine Ablösung bestimmter Hautschichten bewirkt. Als alternative Behandlungsmöglichkeit steht eine Hautabschleifung (Dermabrasion) zur Verfügung. Dabei werden mit einer hochtourigen Präzisionsfräse die betroffenen Hautschichten mechanisch entfernt.

Lifting ohne Schnitte

Therma-Lifting oder Thermage® ist eine Behandlung, die in den USA bereits seit mehreren Jahren erfolgreich zur Hautstraffung und Verfeinerung der Gesichtskonturen eingesetzt wird. Die Rosenparkklinik ist eine der wenigen Kliniken in Deutschland, die diese revolutionäre Methode zur Gesichtsverjüngung seit September 2004 anbieten. Therma-Lifting funktioniert ohne Schnitte, Hautabtragung oder Einbringung von Fremdmaterialien. Direkt nach der circa einstündigen Behandlung (je nach Größe der zu behandelnden Zone) kann der Patient wieder alles tun, was er will. Denn: Man sieht keine Spuren der Behandlung, außer vielleicht einer geringen, eher frischen Rötung. Eine spezielle Nachbehandlung ist nicht erforderlich. In der Regel reicht bei einem geeigneten Patienten bereits eine einzige Anwendung, um einen deutlichen Verjüngungseffekt zu erzielen.

Bei der Behandlung mit dem ThermaCool-System® werden kontrollierte Mengen von Radiowellenenergie über ein Handstück an die tieferen Hautschichten abgegeben, die dort das Kollagengewebe erwärmen. Die Oberfläche der Haut wird durch Kühlung geschützt. Aufgrund der Erwärmung zieht sich das Kollagengewebe zusammen und führt so innerhalb kurzer Zeit zu einer sichtbar strafferen Haut. Darüber hinaus regt das Verfahren die körpereigene Neuproduktion von Kollagen an, so dass im Verlauf der folgenden zwei bis sechs Monate der gewünschte Langzeiteffekt mit einem deutlich jüngeren, frischeren Aussehen eintritt. Therma-Lifting bietet sich auch als Kombinationstherapie mit anderen Methoden wie zum Beispiel einer Botulinumtoxin-Behandlung an.

Laser- und Lichttherapien

Erweiterte Äderchen im Gesicht sowie Pigmentunregelmäßigkeiten, die auf Lichtschäden oder den Alterungsprozess zurückzuführen sind, lassen sich heute mittels modernster Laser- oder Blitzlampenverfahren effektiv und dauerhaft beheben. Gleichzeitig kommt es bei dieser Therapie zu einer deutlichen Hautstrukturverjüngung. Eine Betäubung ist bei diesen schonenden Verfahren nicht erforderlich. Der Cool-Touch-Laser® basiert auf einer Wärmeeinwirkung in tieferen Hautschichten. Dadurch kommt es zu einer Schrumpfung der Kollagenfasern und Glättung der Haut. Ein Kühlstrahl schützt während der Behandlung die oberflächlichen Hautschichten vor Verletzung. Die Blitzlampentherapie, abgekürzt IPL (Intensed Pulsed Light), führt durch die Energie der Blitzlampe zu einer gezielten Schädigung und damit langfristigen Beseitigung von erweiterten Äderchen und Pigmentflecken. Aus dem zusätzlichen Effekt auf feine Fältchen resultiert eine insgesamte Verbesserung und Auffrischung des Hautbildes. Neueste Entwicklungen lassen Patienten häufig nach dem Fraxel-Laser fragen. Dabei handelt es sich eigentlich um eine modifizierte Laser-Technologie, die man als »fraktionierte Photothermolyse« bezeichnet. Das bedeutet, dass kleinste Punkte unter der Haut mit Hilfe eines Erbium-Lasers rasterförmig erhitzt werden und somit eine Straffung des Gewebes eintritt. Ähnliche Behandlungskonzepte, die diesem Prinzip der rasterförmigen Hautstimulation folgen, haben nahezu alle Hersteller im Laserbereich entwickelt. Aber als Arzt muss man sehr aufpassen, ob das zu erwartende Ergebnis auch dem Aufwand und den Kosten entspricht. Bei dem neuen Titan-Infrarot-Laser gibt es beispielsweise nur minimale Effekte bis gar keine. Da riskiert man als Klinik schnell den guten Ruf. Denn ich als Arzt stehe bei meinen Patienten in der Verantwortung, was das Ergebnis eines Eingriffs betrifft.

Zur Verdeutlichung möchte ich von folgendem Beispiel berichten:

Eine Patientin erkundigte sich bei uns in der Klinik nach den Hautstraffungsmöglichkeiten mit einem neuen Laserverfahren, das seitens des Herstellers als die »Methode der Wahl« vorgestellt wurde, um schlaffe Haut am Bauch wieder straff zu machen. Beworben wurde die Behandlung mit erfolgversprechenden, bebilderten Ergebnissen international bekannter Spezialisten. Die Behandlung erfolgte zunächst kostenfrei, ab der dritten Sitzung wurde lediglich der Aufwand des Verbrauchsmaterials in Rechnung gestellt. Dies ist etwa ein Drittel des empfohlenen Preises. Nach insgesamt sechs Behandlungen kam die Patientin zu mir als Leiter der Klinik und erklärte, dass sie bisher mit uns immer sehr zufrieden gewesen und über alle Eingriffe, die sie bei uns hatte durchführen lassen, sehr glücklich sei. Was aber jetzt geschehen sei, läge für sie weit außerhalb dessen, was sie tolerieren könne. Sie habe 1000 Euro bezahlt für absolut nichts! Man könne trotz dieser Summe und des Zeitaufwandes nicht den geringsten Effekt erkennen. Sie sagte, sie sei sehr enttäuscht und hätte sich eine solche »Halsabschneiderei« in unserem Hause nie vorstellen können. Man solle sich doch bitte genau überlegen, was man den Patienten zur Behandlung anbiete.

Für mich als Verantwortlichen einer Privatklinik, der sich optimale Leistung, Innovation und Patientenzufriedenheit auf die Fahne geschrieben hat, war das natürlich ein unbeschreiblicher Tiefschlag. Hätte man für jedes Behandlungsproblem immer sofort eine erfolgreiche Lösung zur Hand, gäbe es kein

Konfliktpotenzial. Jedoch wird es in Grenzbereichen des Machbaren (zum Beispiel eine altersbedingte Hauterschlaffung, die wieder jung und straff sein soll) auch in Zukunft Fälle geben, die ein Behandlungsversuch und kein Behandlungsversprechen sind, auch wenn der Patient ein Honorar dafür bezahlt. Selbstverständlich versucht jeder Behandler ein genialer »Zauberer« zu sein und immer sein Bestes zu tun, um seine Patienten zufriedenzustellen und diese von seiner Kompetenz zu überzeugen. Auf diese Weise ist einem eventuell vermuteten Missbrauch in dieser Branche glücklicherweise vorgebeugt. Man braucht also keine Angst zu haben, schlecht behandelt zu werden, denn die Behandler beziehungsweise die Betreiber einer Klinik oder Praxis haben viel zu viel Angst um ihren Ruf.

Auch Männer haben ein »Verfallsdatum«

Männer und Schönheit! Ein Widerspruch in sich selbst? Schön in welcher Hinsicht? Niemals sollte ein Mann mit den Werten der weiblichen Schönheit und Attraktivität gemessen werden. Die Ästhetik des Mannes ist natürlicherweise eine andere als die der Frau. Dass ein Bierbauch für Gemütlichkeit steht und Falten Reife attestieren, hat längst keine Gültigkeit mehr. Laut einer Umfrage des Magazins *Focus* sind Übergewicht, Haarausfall und fehlende Muskeln nach Meinung der Frauen die absoluten »Weggucker«. Das Kapital des Mannes, das sich bislang auf Geld und Macht stützte, reicht allein nicht mehr aus. Will »Mann« in Beruf und Privatleben konkurrenzfähig bleiben, gehört ein gutes Erscheinungsbild dazu. 60 Prozent der deutschen Männer geben das auch zu. Der schöne Körper gilt als wichtiger Karrierefaktor. Logische Konsequenz: Wenn die

Zeichen der Zeit zu deutlich sichtbar werden oder Makel wie Hängelider (»Sie wirken immer so müde.«) oder eine unschöne Nase (»Du siehst aus wie ein Preisboxer.«) häufiger von der Umwelt kommentiert werden, kann der Arzt als ästhetischer Coach helfen. 10 bis 15 Prozent aller ästhetischen Eingriffe in Deutschland werden inzwischen bei Männern vorgenommen.

Eingriffe im Gesicht sind dabei am gefragtesten. Wie bei den Frauen stehen Faltenbehandlungen auf Platz eins. Stirn-, Nasolabial-, Augen- und Mundfalten lassen sich mit der Spritze glätten. Mit Botox werden nicht nur Muskeln, die Falten verursachen, lahmgelegt, sondern auch Wangen-Kinn-Konturen gestrafft. Aber auch andere Methoden werden ausgeschöpft, um das Gesicht attraktiver zu machen. Eigenfett aus Kinn, Po oder Achseln wird unter die Lippenränder gespritzt, um den Mund voller zu machen. Die überhängende Haut im Oberlidbereich wird so herausgeschnitten, dass die Nähte später kaum sichtbar sind und der Typ sich nicht verändert. Auch das Raffen der Tränensäcke geschieht meist problemlos unter örtlicher Betäubung. Nach drei bis fünf Tagen werden die Fäden gezogen, und sobald die Blutergüsse nach etwa zehn Tagen abgeklungen sind, kann man sich wieder unbekümmert sehen lassen.

Die häufigsten Faltenbehandlungen bei Männern:

1. Botolinumtoxin
2. Fillermaterialien
3. Dermabrasion

(Quelle: GÄCD)

Der modellierte Mann

Ein typisch männliches Problem häufig schon in jungen Jahren sind die diätresistenten Hüftpolster, die im Chirurgenjargon scherzhaft »Love handles« oder »Mittlerer Ring« genannt werden. Auch eine weiblich anmutende Oberweite kann gehörig am männlichen Ego kratzen. Schließlich soll die Brust hart und straff sein. Doch jeder dritte erwachsene Mann leidet an der hormonell bedingten Gynäkomastie, einer gutartigen Vergrößerung der Brustdrüse, im Seniorenalter tritt sie sogar bei jedem zweiten auf. Handelt es sich dabei um eine reine Fettbrust (Lipomastie), reicht eine Liposuktion in Tumeszenzanästhesie aus. Ist das Brustwachstum, verbunden mit einer Vergrößerung der Brustdrüse, hormonell bedingt, ist meist ein größerer Eingriff erforderlich, und die Brustdrüse muss mit entfernt werden.

Jüngere Männer wünschen sich häufig einen schöner und besser definierten Bauch. Die einzelnen Muskelsegmente sollen wie ein »Waschbrett« modelliert sein. Mit der Saugkanüle wird überflüssiges Fett abgesaugt, und die markanten Rillen werden herausgearbeitet. Ralf, ein Unternehmer aus Bremen, sagt dazu: »Andere schwitzen dafür im Fitnessstudio, aber das kostet viel Zeit. Die investiere ich lieber in meine Karriere und werde reich.«

Es ist interessant, wie hartnäckig sich solche falschen Vorstellungen trotz der ganzen Aufklärung immer noch halten. Fettabsaugen ist kein Ersatz fürs Fitnessstudio und umgekehrt, aber das ist manchmal schwer begreiflich zu machen. Denn jeder weiß es besser …

Inzwischen haben auch ältere Männer den flachen Bauch als Attribut männlicher Schönheit entdeckt. Viele lassen die wabbeligen Folgen von Geschäftsessen und verminderter sportlicher Aktivität absaugen.

Die meisten der männlichen Patienten sind zwischen 40 und 50 Jahre alt und arbeiten in gehobenen Berufen. Was sie wollen, ist keine grundsätzliche Typveränderung. Sie wollen sich von ihrer besten Seite zeigen. Auch eine makellose Schönheit wie bei den Frauen spielt hier keine Rolle. Männern ist es vor allem wichtig, sportlich und gepflegt aufzutreten.

Jenseits der Karriere spielt das Aussehen eine andere Rolle. Wie bei Wolfgang aus dem Ruhrgebiet. Mit 65 wollte er seinen Ruhestand genießen – auf Reisen, beim Strandleben und vielleicht sogar mit einer neuen Lebenspartnerin. Im Spiegel entdeckte er eines Morgens ein Gesicht, das nicht zu seinen neuen Zukunftsplänen passte. Es hatte Tränensäcke, Hängebacken und Falten. »Da fühlte ich mich auf einmal älter, als ich war.« Er ließ ein komplettes Facelifting machen und ist seitdem nach eigenen Aussagen »wie neugeboren«.

Ein anderes Problem ist bei Männern die Veränderung der Körperbehaarung. Eine Enthaarung mit dem Laser beispielsweise an Brust oder Rücken beschränkt sich längst nicht mehr nur auf die Bodybuilder- und Schwulenszene. Viele ältere Männer lassen sich die ergrauten Kopfhaare färben. Damit es nicht auffällt, müssen die weißen Brusthaare weg. Oder es sollen störrische Einzelhaare entfernt werden.

Schönheitsoperationen bei Männern 2005

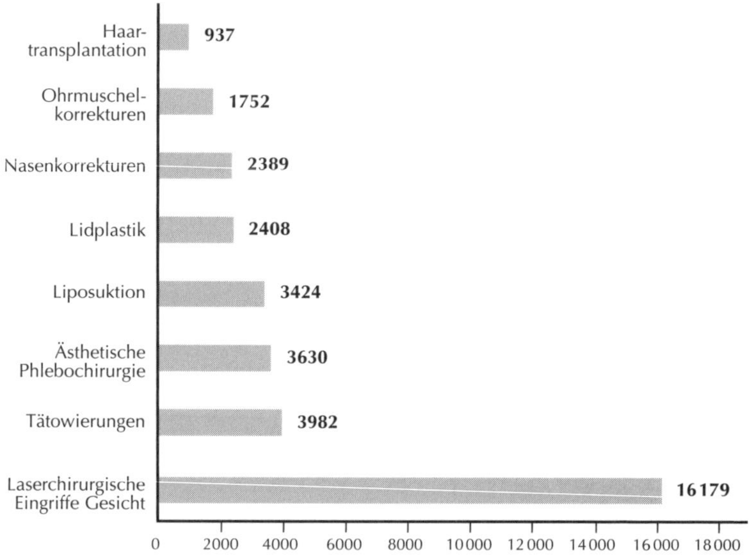

Quelle: Gesellschaft für Ästhetische Chirurgie Deutschland e. V. (GÄCD)

Vom Mannsbild zum Bilderbuchmann

Gerade bei Männern gehören die zusätzlichen kleinen Aspekte entscheidend zu einem ästhetischen Ganzen dazu. Was damit gemeint ist, und welche Bereiche das betrifft, soll im Folgenden so gut es geht verdeutlicht werden:

Männlichkeit bedeutet markant, eckig, kantig, muskulös, definiert, entschlossen im Auftritt, nicht wabbelig. So zumindest stellen wir uns den Mann vor, vor dem wir Respekt haben könnten.

Begleiten wir nun diesen psychisch stabilen, testosterongesteuerten Mann bei dem allmorgendlichen Gang ins Badezimmer, können wir zu einem großen Bestandteil die relevanten Einflussfaktoren erkennen, die seinen ästhetischen Reiz steigern oder schmälern können.

1. Rasur des Gesichts

Es ist wahrscheinlich die erste Handlung des Mannes, wenn er morgens das Badezimmer betritt. Dabei ist der Blick in den Spiegel sicherlich in vielen Fällen nicht besonders einladend. Langsam versucht man sich an den Anblick des durch die Schlaffalten zerknautschten Gesichts zu gewöhnen. Atypische Grimassen helfen, die nötige Hautspannung aufzubauen, um den Rasurvorgang zu erleichtern. Nicht selten allerdings bleibt es bei einer unvollständigen Rasur. Ob Nass- oder Trockenrasur ist letztendlich jedem selbst überlassen. Abhängig vom Hauttyp und von möglichen Hautirritationen, kann eine Trockenrasur mit Desinfektionsmöglichkeit von Vorteil sein. Stellt sich schließlich noch die Frage nach einem Bart. Wenn, muss er gepflegt sein. Wildwuchs wirkt sich negativ auf die äußere Erscheinung aus. Dabei bleibt es allerdings jedem selbst überlassen, ob Drei-Tage-Züchtung oder Vollbart.

2. Zähne

Das Zahnbild bestimmt das Lachen, den Ausdruck der inneren Sauberkeit. Werden die Zähne mit zunehmendem Alter dunkler, verliert das volle Lachen seine attraktive Wirkung. Zahncremes mit Bleichwirkung sind einen Versuch wert. Ein Bleeching bei einem auf Ästhetik spezialisierten Zahnarzt ist eine »weiße« Möglichkeit, und Veniers sind eine sichere und perfekte Alternative. Einzelne dunkle Zähne wie auch Zahnlücken und in übermäßiger Anzahl schief stehende Zähne sollten in jedem Falle korrigiert werden. Im Gegensatz zu dem früher superperfekten Gebisszahnersatz sollten für ein optimal attraktives Zahnbild ästhetisch wertvolle Imperfektionen (minimale Schiefstellungen) konzeptionell vom Zahntechniker mit eingeplant werden. Dies muss im Vorfeld einer solchen Behandlung besprochen werden!

Die reine Zahnpflege haben wir ja alle bereits als Kind von unseren Eltern erschöpfend beigebracht bekommen. Deshalb brauchen wir den mindestens dreiminütigen Zahnputzvorgang, die Verwendung von Zahnseide und Munddusche sowie den Gebrauch eines desinfizierenden Mundwassers nicht mehr erklären, oder doch? Eines ist definitiv: Die Entstehung von Mundgeruch sollte um jeden Preis verhindert werden.

3. Gesichtspflege

Die regelmäßige Anwendung einer eher trockenen Tagescreme und einer etwas fetthaltigeren Nachtcreme ist essenziell für die dauerhafte Optimierung eines schönen Hautbildes. Vom Dermatologen angereichert mit antibiotischen, bakteriostatischen und Anti-Aging-Wirkstoffen, kann sich diese kontinuierliche Pflege zu einer Basistherapie potenzieren. Welche Bedürfnisse und Erfordernisse bedient werden müssen, ist im Einzelfall zu entscheiden. Deshalb sprechen wir auch von Anti-Aging-Medizin und nicht nur von Kosmetik.

4. Duschen

Täglich Duschen – ist das normal und vor allem gesund? War vor 50 Jahren noch das Samstag-Abend-Bad Standard, so ist heute das tägliche Duschbad morgens oder abends für die meisten Männer eine Selbstverständlichkeit. Dabei sollte jedoch beachtet werden, dass zu heißes und zu langes Duschen die Haut austrocknet. Pflegende, rückfettende Waschlotionen beugen dem vor.

5. Körperhaare

Die Behaarung des Körpers stellt ein wesentliches männliches Attribut dar, das allerdings im Laufe des Lebens einem ständigen Veränderungsprozess unterworfen ist. Zeigt sich die Behaarung in der Jugend häufig noch eher spärlich, ist diese mit zunehmendem Alter stärker ausgeprägt, teilweise unregelmäßig mit ungeordneter Wachstumsrichtung und unterschiedlicher Farbgebung. Dieser Unterschied bestimmt, ob das harmonische Körperhaarbild »sexy« oder eher unattraktiv wirkt. Bei Letzterem stellt sich die Frage nach einer möglichen Körperrasur, teilweise oder vollständig.

Der Trend zur Bodyrasur nimmt zu, doch zeigt das aktuelle Trendbarometer wieder ein betonteres Körperhaarbild, insbesondere bei der Brustbehaarung. Bei der Genitalbehaarung gibt es ebenfalls zunehmend Männer, die teilweise oder vollständig rasiert sind. Eine glatte, haarlose Körpersilhouette lässt eine definiertere Kontur entstehen, die den männlichen Körper trainierter und somit stärker darstellt.

Stellt sich nun noch die Frage nach der Rasur der Achseln. Die ist sicherlich schwierig zu beantworten, da es mehrere Standards gibt, denen man folgen könnte. Ist beim Profi-Basketballer eine Axillenrasur als unmännlich negativ zu empfinden, so ist sie bei dem modernen Phänomen des »Urban Male« ohne weiteres vorstellbar, ja vielleicht sogar als wichtiges Merkmal anzusehen.

6. Körperform, Haltung, Fitnesszustand

Beim Abtrocknen vor dem Ganzkörperspiegel erkennt man(n) – die Figur könnte optimaler sein! *Zwar ganz in Ordnung, aber so richtig toll ist sie auch nicht mehr. War die Figur vor kurzem nicht noch viel besser? Na klar, die eine oder andere Veranlagung haben wir von unseren Eltern vererbt bekommen, aber das Polster an der Hüfte ist neu! Jedenfalls war es noch nie so auffällig wie heute.* Dies ein Auszug aus einem typischen männlichen Selbstgespräch.

Im Zuge unseres Alterungsprozesses erleben wir nur einmal den Zeitpunkt X, der uns aufgrund der eigenen Erfahrung eine gewisse Meinung und Perspektive ausbildet. Typisch sind sich im Verlaufe des Lebens ausprägende Fettpolster, die die proportionale Körperstatur verändern. Die Hüftregion verstärkt sich, das Brustfett vermehrt sich. Die Innenseiten im oberen Teil der Oberschenkel werden dicker, was Auswirkungen auf das Gehen hat. Bauchform und -fülle bekommen ein dem Alter entsprechendes Aussehen und so weiter und so weiter …

Was kann man überhaupt tun, um sich von stigmatisierenden Einflüssen zu befreien?

Der sich im Wandel befindende Körper unterliegt nicht nur einem Alterungsprozess, verbunden mit Fettgewebsumverteilungen und Neubildungen, sondern auch einem Muskelabbau ab dem 25. Lebensjahr um jeweils ein Prozent. Das ergibt am 55. Geburtstag ein quantitatives Muskeldefizit von 30 Prozent. Wenn man bedenkt, dass unsere Muskeln den eigentlichen Verbrennungsofen für unsere über die Nahrung zugeführte Energie darstellen, versteht man leicht, warum ältere Menschen bei gleichbleibender Essgewohnheit dazu neigen, erheblich zuzunehmen. Dazu kommt eine Verminderung des männlichen Hormons Testosteron, das Antriebslosigkeit begünstigt und somit den Muskelaufbau zusätzlich bremst.

Insbesondere in der Körperhaltung zeigt sich das ganze Dilemma auf einen Blick. Und so richtig verführerisch im Ver-

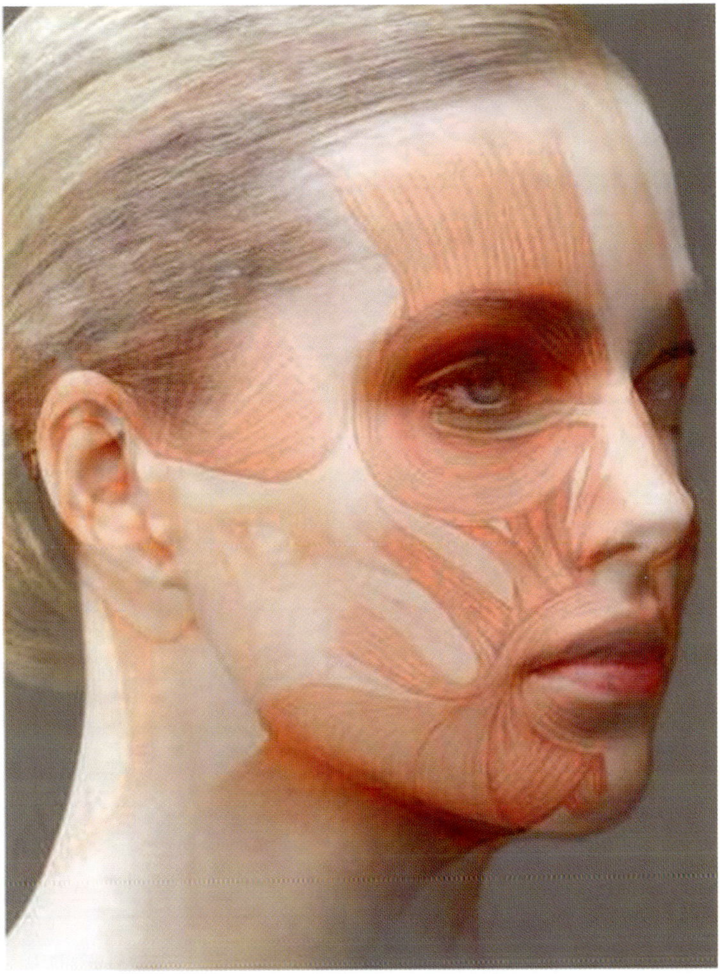

Ästhetische Chirurgie und ästhetische Medizin verlangen die genaue Kenntnis der anatomischen sowie der vielschichtigen biophysiologischen Verhältnisse, um vorhersehbar mit geringem Risiko Behandlungen durchführen zu können.

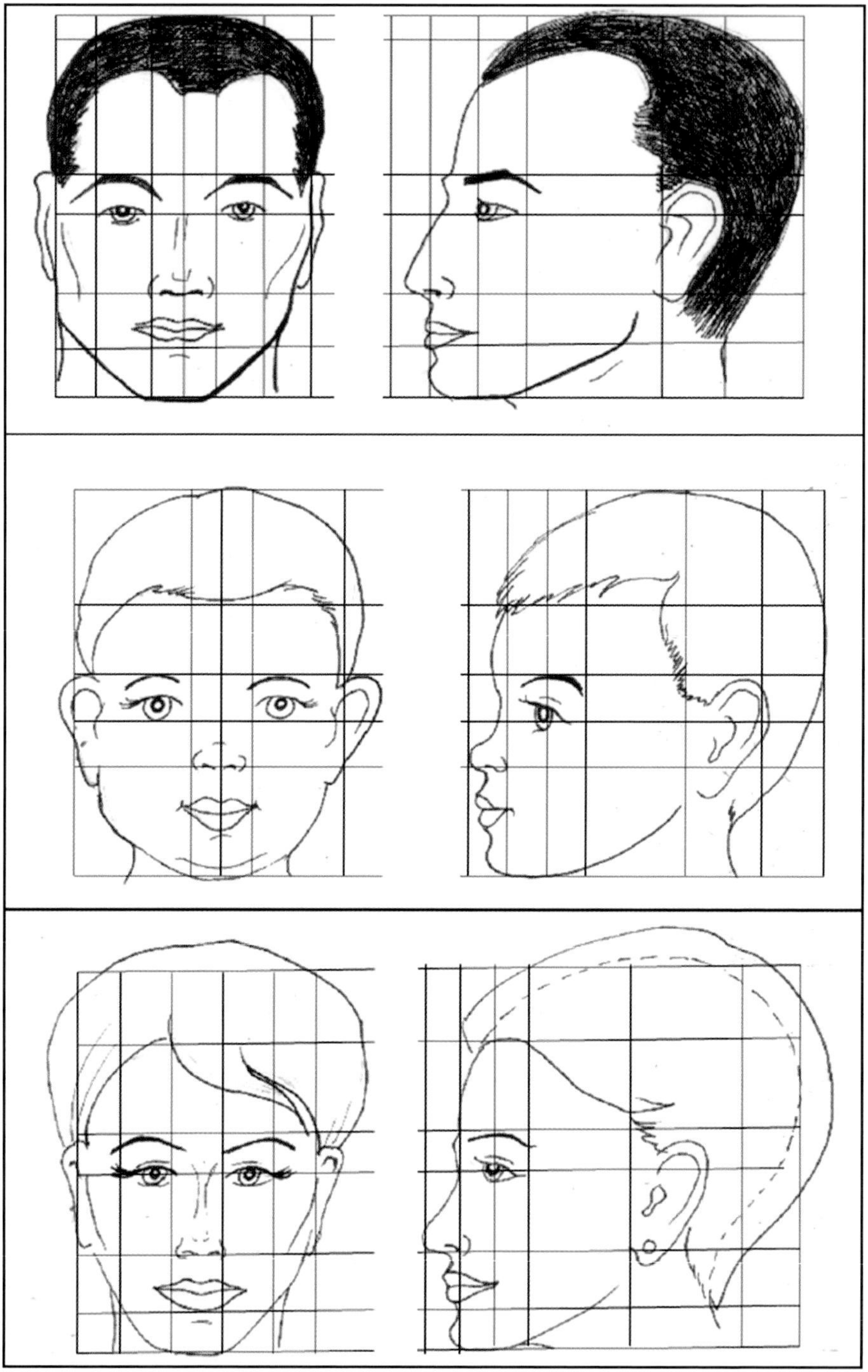

Ernst Hasche: Entwicklungsschema nach Konrad Lorenz. Die männliche Entwicklung beschreibt kantige, markante Gesichtsmerkmale, die weibliche Entwicklung zeigt weiterhin weiche Strukturen, auch wenn diese sich im Verhältnis zum kindlichen Bildnis deutlich markanter darstellen.

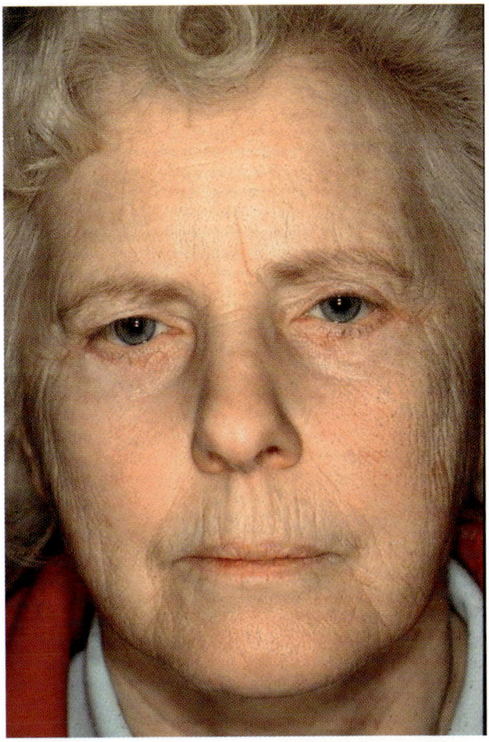

59-jährige Frau mit einem müden, depressiven Stimmungsausdruck. Dem Wunsch einer Faltenkorrektur kann zwar entsprochen werden, beim Ergebnis muss allerdings mit Einschränkungen gerechnet werden.

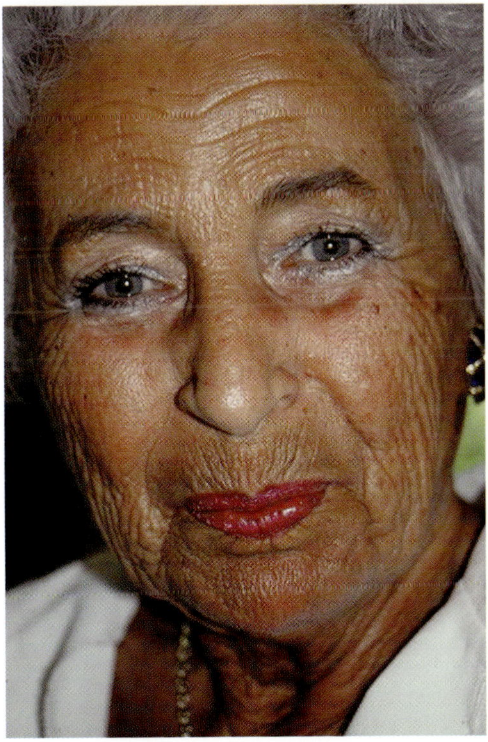

74-jährige Frau mit einer selbstbewussten, stabilen und optimistischen Selbsteinschätzung. Da kein Wunsch nach einer Faltenbehandlung bestand, musste dem auch nicht widersprochen werden. Die positive Ausprägung des Faltenbildes verbietet einen therapeutischen Eingriff, da dieser immer nur teilweise erfolgen könnte und somit die bestehende Harmonie zerstören würde. Eine erfolgreiche Teilbehandlung würde, bezogen auf das Gesamtergebnis, zu einer Verschlechterung führen.

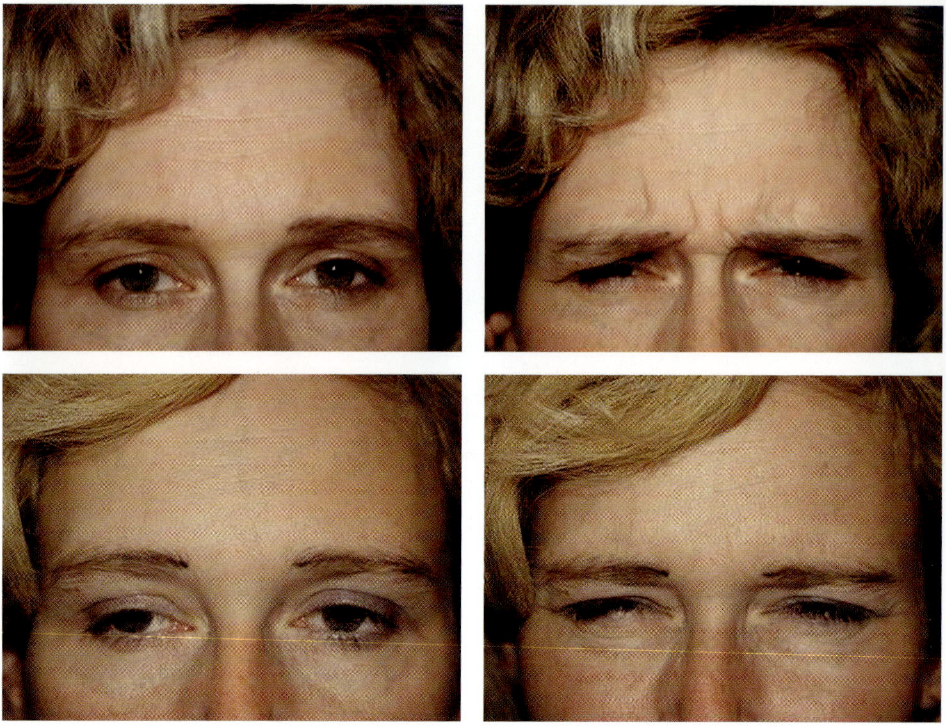

Die Konsequenzen einer erfolgreich verlaufenen Behandlung mit Botulinumtoxin A: Die Trilogie der Effekte sind die Glättung der Stirn, die Anhebung der Augenbrauen und die Minimierung der Zornesfalten. Linkes Bilderpaar ohne mimische Aktivierung vor und nach der Behandlung, rechtes Bilderpaar mit mimischer Aktivierung vor und nach der Behandlung.

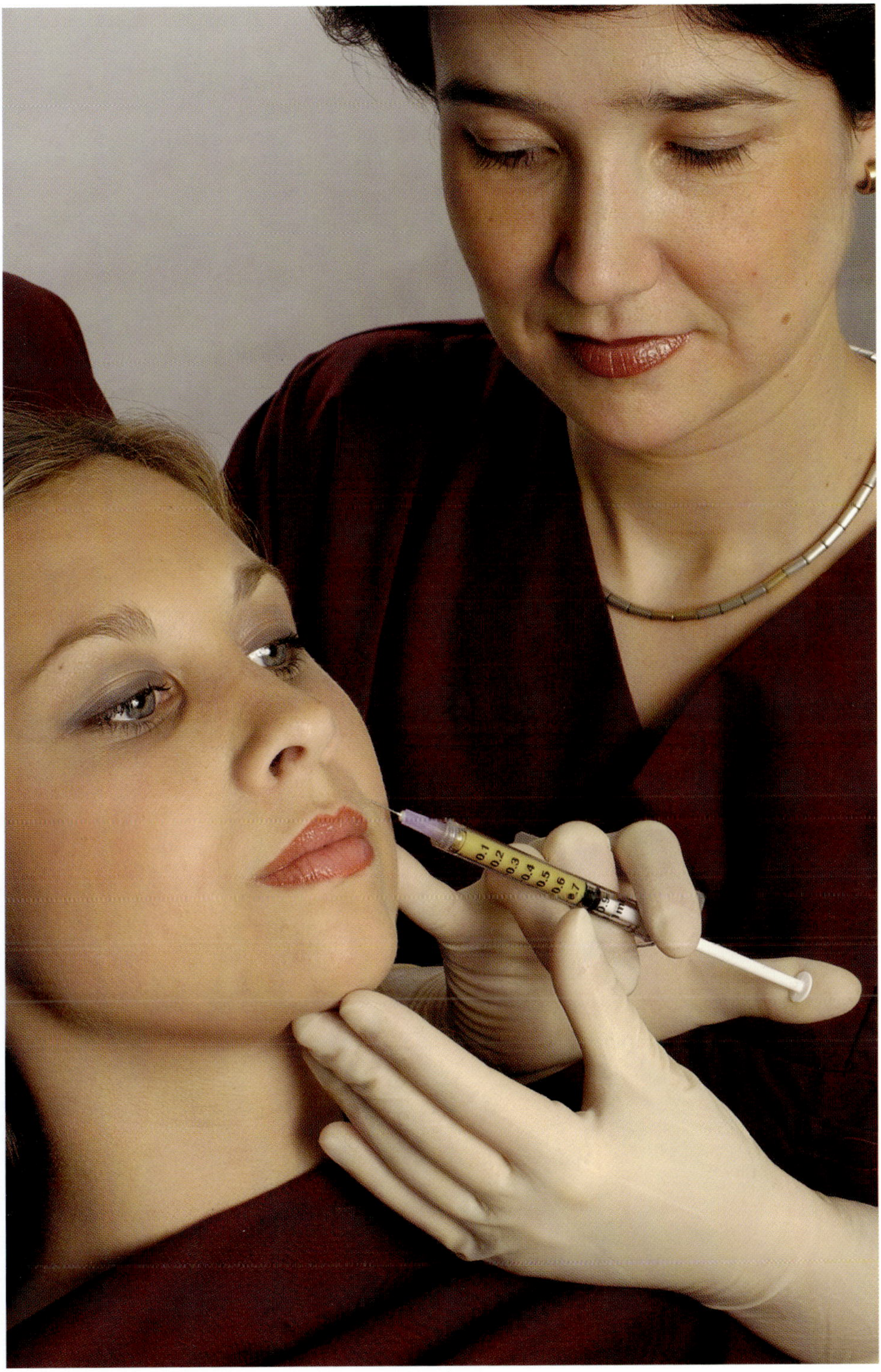

Entspannte, aber konzentrierte Behandlungssituation

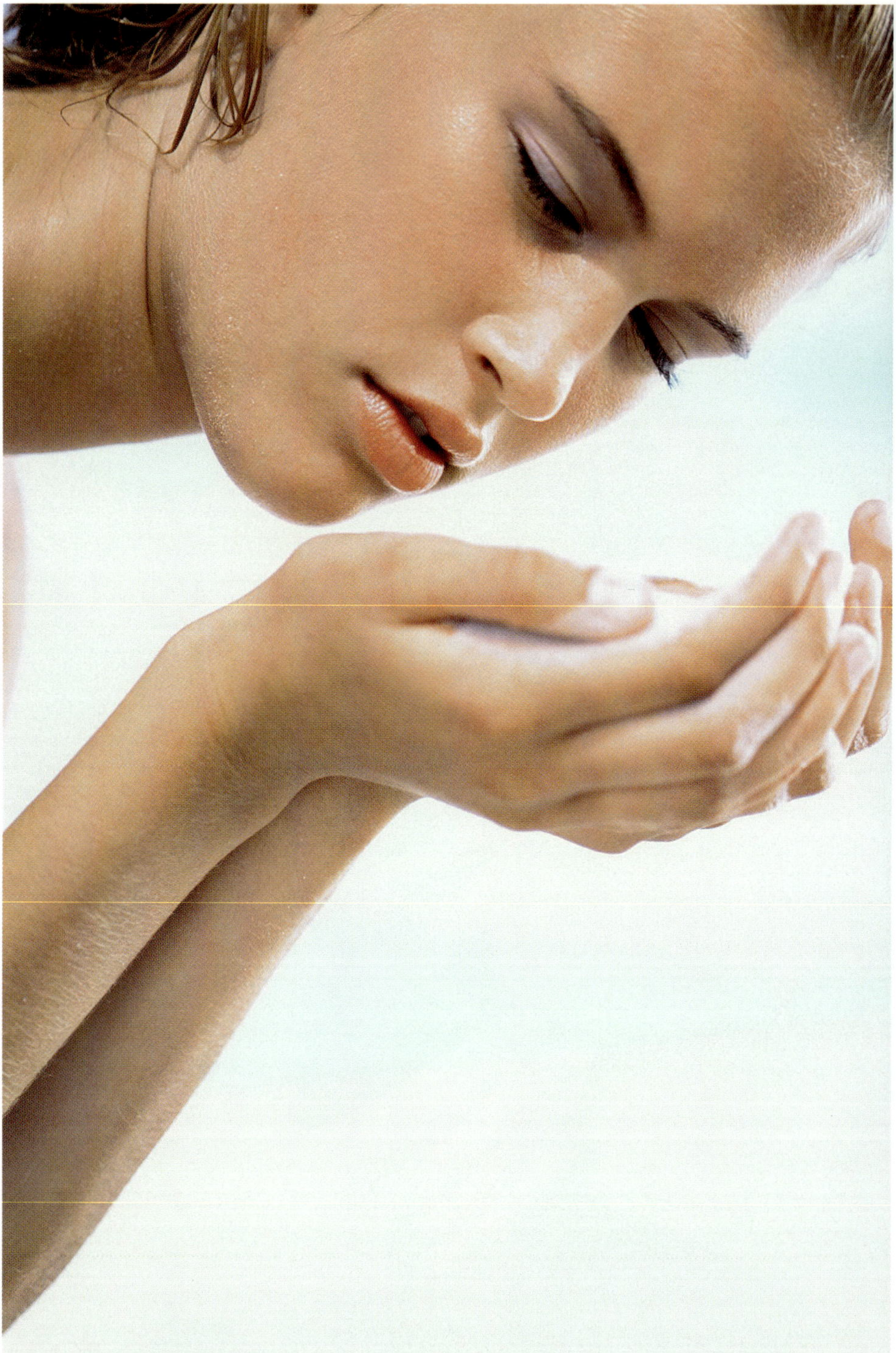

Augmentationsbehandlungen schränken die erforderliche Lebensführung kaum oder gar nicht ein. Schminken sowie die übliche Körperpflege sind meistens ohne Einschränkung möglich.

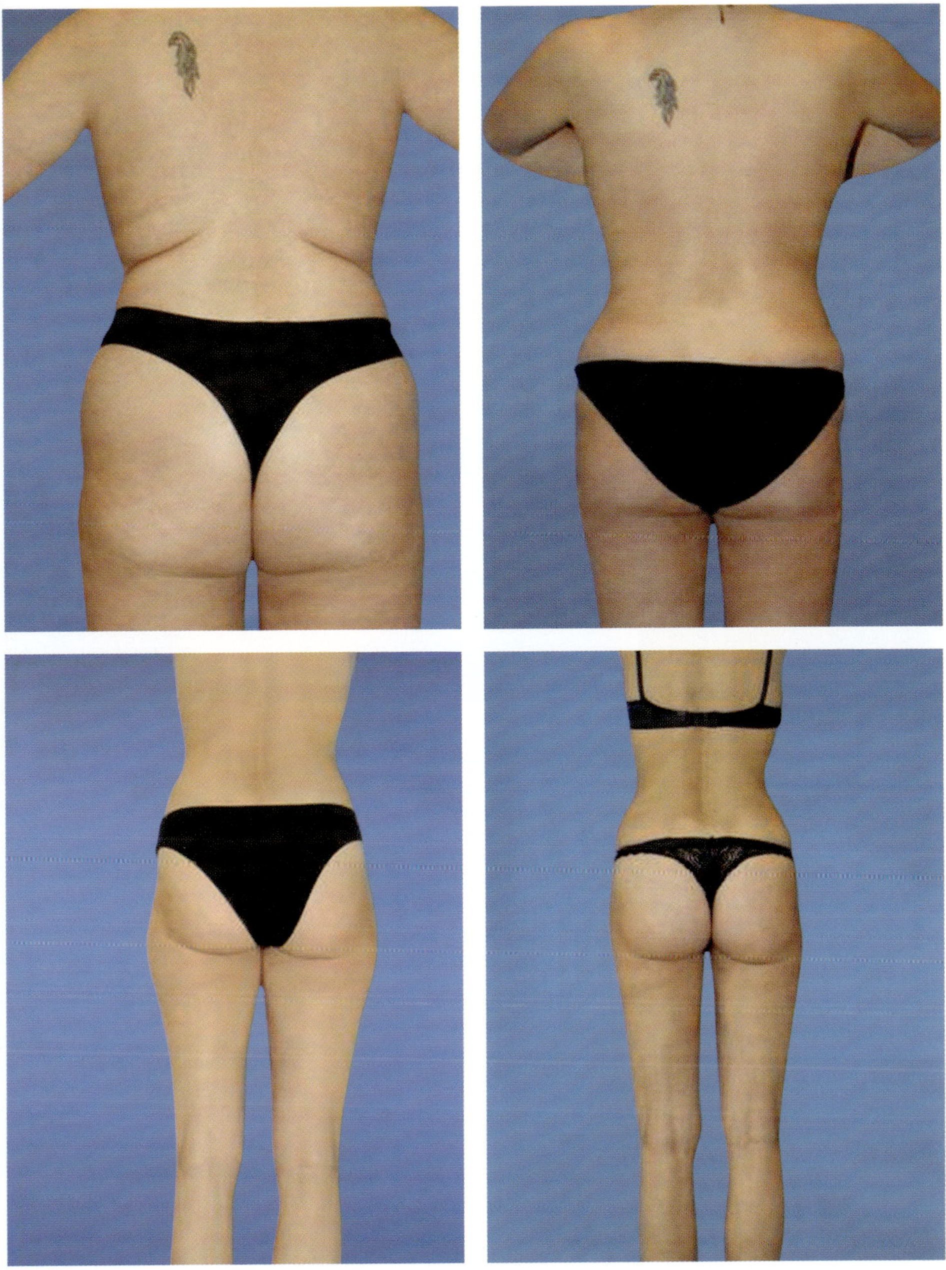

Behandlungsergebnisse der Körperformung. Ziel der Behandlungen ist neben einer Harmonisierung der Körpersilhouette Zeichen des älteren menschlichen Körpers zu reduzieren bzw. zu eliminieren, um einen positiven visuellen Schlüsselreflex bei der Betrachtung dieses Körpers wiederherzustellen.

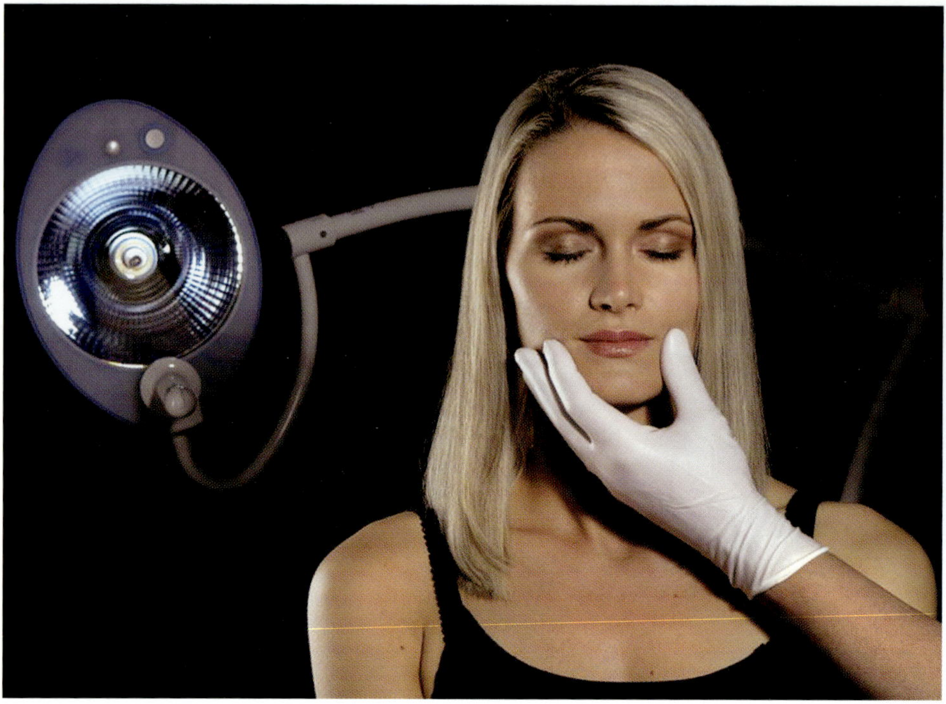

Die Sorgfalt des Arztes und das Vertrauen auf Seiten des Patienten stellen die elementaren Komponenten einer erfolgreichen ästhetischen Behandlung dar, die nur in Ausnahmefällen in ungeübten Händen glücklich verläuft. Die einzige Sicherheit, auf die sich ein Patient verlassen kann, ist die Erfahrung des ausgewählten Arztes. Trotzdem ist dies keine Garantie für den perfekten Behandlungserfolg, denn diese Garantie gibt es nicht (auch wenn sie in der Werbung oft versprochen wird).

gleich zur Jugend sieht ein »naturbelassener 50 plus Urban Male« nicht mehr aus. Kann er auch nicht! Aber mittels Diät, Training, Körperformung und Hormontherapie lässt sich trotzdem etwas erreichen, und zwar in einer Weise, dass doch manch eine(r) sich wieder neugierig umdreht und hinterherschaut …

Wichtig: Für alles, was man in Angriff nimmt, sollte ein erfahrener Berater und Trainer zur Seite stehen. Das Auftrainieren eines 50- oder 60-jährigen Körpers ist nicht mit den Trainingserfahrungen der Jugend vergleichbar.

7. Hände und Füße

Gepflegte Hände sind die Eintrittspforte bei einem Händedruck, beim Kontaktaufnehmen, Streicheln, Berühren oder beim Kennenlernen. Überall ist die Hand unsere Visitenkarte, sie ist der unmittelbare Kontakt zu unserer Umgebung. Gepflegte Hände geben Auskunft über die jeweilige Person. Man darf sogar behaupten, dass Menschen mit einem ästhetischen Anspruch sich eine ungepflegte Hand nicht leisten können beziehungsweise dürfen.

Worauf muss man achten? Die Haut soll frei von Schwielen sein, die Nägel gepflegt und die Nagellänge muss auf eine einheitliche Form gebracht sein. Die Nagelhaut darf nicht eingerissen sein. Eine regelmäßige Verwendung von Handcremes, Nagelöl und die regelmäßige Maniküre führen schon in kurzer Zeit ein schönes Handbild herbei. Pigmentunregelmäßigkeiten wie Altersflecken können mit moderner Lasertechnologie entfernt werden. Ebenso erfolgreich ist auch das einfache Betupfen mit flüssigem Stickstoff. Wenn der Handrücken zu runzelig wird, kann man die hervortretenden Adern mit Eigenfett oder mit Hyaluronsäure umspritzen, um den Weichteilmantel zu verdicken.

Schöne Füße sind ein ebenfalls fester Bestandteil einer ästhetischen Erscheinung. Die Füße des adoleszenten Jünglings sind hübsch anzusehen. Dagegen wird der alternde Mann mit der Herausforderung der Nagelpflege, dem Kampf gegen Fußnagelpilz, der vermehrten Verhornung der Fußsohlen sowie der Vermeidung von schuhbedingten Druckstellen an den Zehengelenken konfrontiert. Und dann kann sich auch noch wiederkehrend ein Fußpilz in den Zehenzwischenräumen ausbilden. Der schöne Fuß des reifen erwachsenen Mannes ist also eine größere Aufgabe, als »Mann« sich das zunächst vorstellt. Jedoch lassen die Verwendung von oralen Anti-Pilz-Medikamenten, einem antimykotischen Hautöl zur Behandlung des Zehenzwischenraumes sowie die zweimal wöchentliche Verwendung einer hornhautlösenden Salbe plötzlich den alten Fuß in einem jungen Licht erscheinen.

8. Körperpflege, Solarium

Hier stellt sich nun die Frage, wie viel Pflege braucht die Körperhaut überhaupt, wenn alles andere bereits so viel Aufmerksamkeit in Anspruch nimmt. Die Frage ist relativ einfach zu beantworten: Genauso viel wie alles andere, sofern man es will. Abhängig vom Hauttyp und von der Hauttrockenheit, sollte tagsüber eine Rückfettung mit pflegenden, feuchtigkeitspendenden Lotionen erfolgen, die ein weiches, geschmeidiges Hautbild zur Folge haben wird.

Der Aspekt der Körperfarbe ist dem eigenen Empfinden und der individuellen Interpretation überlassen. Jedoch ist den heute zur Verfügung stehenden Selbstbräuner-Lotionen gegenüber der direkten UV-Exposition im Solarium wie auch in der realen Sonne der Vorzug zu geben. Unstrittig ist, dass ein sanft getönter Teint ein schöneres Hautbild schafft als eine blass-fahle Hautfarbe und somit wesentlich attraktiver für den Betrachter ist.

9. Ganz »privat«

Die persönliche »Privatsphäre«, der Unterleib, wird, wenn es um die Pflege geht, häufig vernachlässigt. Und das, obwohl sich auf diesen wenigen Quadratzentimetern der ganze Stolz des Mannes konzentriert!

Geht man jedoch ins Detail, so lassen sich folgende Aspekte herausarbeiten: Auch nach einer eventuell stattgefundenen Beschneidung ist die regelmäßige Säuberung und Pflege der Glans penis das erste Gebot. Die Kontrolle nach untypischen Hauterscheinungen sollte täglich vorgenommen werden. Die Entscheidung über eine Genitalrasur bleibt sicherlich jedem Einzelnen überlassen, jedoch sind Mikroläsionen der Haut sowie eingewachsene Genitalhaare Auslöser für wiederkehrende Entzündungen. Die Umschlagfalten der Haut im Bereich der Leiste neigen zum Schwitzen und zur Entwicklung von bakteriellen Infektionen. In all diesen Fällen sind regelmäßiges Beobachten sowie kontinuierliche Vorbeugung die besten Voraussetzungen, um sicherzugehen und sich auch in den wichtigen Aspekten des Lebens wohlzufühlen.

10. Frisur

Bleibt noch der Moment beim Blick in den Spiegel, wenn uns die Haare noch unfrisiert, nass und verzottelt ins Gesicht hängen. Die Frisur trägt entscheidend zur Wirkung unserer Erscheinung bei. Die Frisur wird durch Hilfsmittel wie Haarquellmittel, Conditioner, Shampoos und Stylingmittel sowie Frisierschaum, Gel oder Haarspray beeinflusst. Ebenso abhängig ist das Gesamtbild vom Haartrockner und dessen Heizleistung. Daraus folgt: Ein stärkerer oder schwächerer Fön ergibt ein anderes Haarbild beziehungsweise eine andere Frisur.

Fazit

Selbstbestätigung erhalten auch die Männer beim Blick in den Spiegel, aber noch mehr durch unsere Umwelt. Sie ist eng verknüpft mit dem Erscheinungsbild unserer Haut. Wird der

Wunsch nach einer ästhetischen Korrektur an den Arzt herangetragen, muss er den Patienten erspüren und ein individuelles Behandlungskonzept erstellen. Nicht glattbügeln, sondern optimieren und die Grenzen des Machbaren respektieren, lautet das Erfolgsrezept. Allein die Möglichkeiten an Unterspritzungsmaterialien, Laser- und Lichttherapien sind breit gefächert. Zunehmend suchen auch Männer einen ästhetischen Coach auf, weil sie altersbedingte Veränderungen an Gesicht und/oder Körper nicht mehr tolerieren wollen. Doch eine gewisse Eigenverantwortung für das eigene Aussehen kann einem kein Arzt abnehmen. Sie beinhaltet einen verantwortungsbewussten Umgang mit der Sonnenstrahlung, einen gesunden, intelligenten Lifestyle und eine typgerechte Pflege.

Metamorphosen

Unser Wandel bestimmt unser Leben!
Oder umgekehrt?

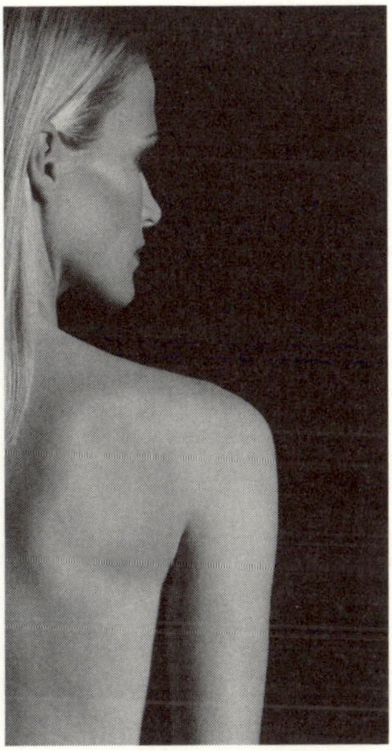

Metamorphosen erleben wir fast täglich in der Klinik, äußerliche wie innerliche. In der Regel sind sie für die Umwelt nachvollziehbar. Aber manchmal bemerkt man auch nichts, weil die Verwandlung sich vor allem innerlich vollzogen hat. Bei manchen Patienten wiederum ist die Veränderung so augenfällig, dass es die ganze Klinik bemerkt, wenn sie nach einem Eingriff strahlend und mit anderem Auftreten das Haus verlassen. So geschehen bei der Schwester eines befreundeten Arztes. Sie war um die 50, und ihr Gesicht war schon deutlich vom Alterungsprozess geprägt. Sie bekam ein Facelifting und sieht jetzt wunderschön aus. So etwas ist selbst für mich ein besonderes Ereignis. Oder eine Russin, die als Dolmetscherin in Frankfurt arbeitet. Sie kam mit einem ausgeprägten Lipödem (Fettverteilungsstörung) in die Klinik. Eigentlich konnte sie sich die Behandlung nicht leisten. Trotzdem hat sie es finanziell irgendwie bewerkstelligt, weil sie den Eingriff unbedingt wollte. Ihr

Leben hat sich anschließend komplett zum Positiven gewendet. Viele Menschen tauchen aus der »grauen Masse« auf, entwickeln mehr Präsenz, kleiden sich anders. Das sind Reibungsprozesse, die mit dem Gesamtthema zu tun haben. Der immer wieder gestartete Versuch einer Beschreibung der »verbesserten Lebensqualität« gibt nur unvollständig das wieder, was Patienten durch ästhetische Eingriffe tatsächlich gewinnen können.

Was meine Patienten mich täglich lehren

Bei ästhetischen Patienten ist es anders als bei der Versorgung zum Beispiel eines Herzinfarktpatienten: Dieser wird seinem Arzt bedingungslos gehorchen, während der ästhetische Patient Bedingungen stellt. Dabei kann es auch vorkommen, dass man das ganz bestimmte Gefühl hat, dass der Patient psychisch überfordert ist, eben weil er sich in einer für ihn bedeutenden Konfliktsituation befindet. Allerdings ist das eher die große Ausnahme.

Wenn ich glaube, dass jemand mit sich im Konflikt steht, empfehle ich ihm, noch mal genau über den geplanten Eingriff nachzudenken. Solange die psychische Kausalkette nicht nachvollziehbar ist, sollte man keinesfalls therapieren oder sogar operieren. Aber es gibt auch schwere Psychosen, die nicht transparent sind. Da erinnere ich mich beispielsweise an eine Fettabsaugung bei einer jungen Frau. Sie kam mit ihrer Kollegin zur Fettabsaugung. Beide arbeiteten als Kosmetikerinnen in derselben Praxis und wollten sich gemeinsam selbstständig machen. Zuvor wollten sie noch ihre Reithosen korrigieren lassen. Beide Operationsergebnisse fielen sehr gut aus. Doch während die eine total zufrieden war, fand sich die andere nun zu schlank. Sie kam sechs Monate später mit einem befreundeten

Anwalt zu mir in die Klinik zurück. Sie sagte, sie sehe sich in ihrem Körper nicht mehr, lehne sich ab und wolle sich etwas antun. Solche Patientenaussagen darf man keinesfalls bagatellisieren, sondern muss sie sehr ernst nehmen. Man muss mit diesen Patienten lange Gespräche führen und sie immer wieder zu sich einbestellen, um den Kontakt nicht abreißen zu lassen. Auch wenn es nur ein Patient von weit über 20 000 ist, die ich betreut habe, ist es meine Pflicht als Arzt, mich um jeden Einzelnen zu bemühen, ihn zu behüten und zu beschützen.

Bei einem ganz ähnlichen Fall war die Patientin von einem anderen Arzt bereits problematisch voroperiert worden. Es handelte sich um eine Stewardess mit typischen Östrogenpolstern. Die Fettabsaugung, die bei uns in der Klinik gemacht wurde, war erfolgreich und brachte figürlich eine deutliche Optimierung. Trotzdem hatte die Patientin hinterher mit sich einen großen Konflikt. Sie fühlte sich zu schlank und nicht verstanden. Jedes der nachfolgenden Gespräche mit ihr dauerte fast eine Stunde und wurde öfter von Heulattacken unterbrochen. Sie wollte sich dennoch von mir weiterbehandeln lassen und bedankte sich am Ende sogar.

Von der Raupe zum Schmetterling

Christiane, 51 Jahre, Hausfrau. Ihr Mann führt sehr erfolgreich eine Werbeagentur im Taunus. Als sie zu mir in die Klinik kam, litt sie sehr unter ihrer Figur. Wir haben dann in zwei Eingriffen Bauch, Oberschenkel, Hüfte, Reithosen, Oberarme, Rücken und Doppelkinn abgesaugt. Inzwischen hat die vormals eher unattraktive Ehefrau in ihrer Ehe den Spieß umgedreht. Sie, die sich früher wenig beachtet fühlte, zieht sich heute wesentlich flotter an und sammelt so viele Komplimente, dass ihr Ehemann bereits eifersüchtig reagiert. Er hat seine früher ausgeprägte Dominanz abgelegt. Im Gegenteil, er entwickelt

Verlustängste und sucht seinerseits nach Wegen, wie er der neugewonnenen Attraktivität seiner Ehefrau begegnen kann.

Generalabrechnung mit dem Körper

Anita, 48 Jahre, Anti-Aging-Ärztin aus Nürnberg. Sie trieb extrem viel Sport, doch ihre fülligen Beine bekam sie damit nicht in die gewünschte Form. Sie sagte: »Ich kann nicht Anti-Aging verkaufen und zu diesen Produkten stehen, wenn ich es nicht selbst verkörpere.« Daraufhin führte sie eine »kleine« Generalabrechnung mit ihrem Körper durch. Nach mehreren Liposuktionen zur Behandlung der Fettverteilungsstörungen, die ihr auch gesundheitlich Beschwerden bereitet hatten, und zur Formung einer proportionalen Körpersilhouette war sie glücklich über ihre neue Figur. Was jahrelanges intensives Training nicht geschafft hatte, hält sie bis heute spielend.

Die innere Wandlung

Rosemarie, 67 Jahre, betreibt eine Waschstraße. Ich habe sie vor zwölf Jahren in der Hautklinik in Darmstadt kennengelernt, nachdem sie einen schweren Autounfall mit Trümmerbruch am Bein hatte. Zu dem Zeitpunkt fühlte sie sich alt und verbraucht. Damals wirkte sie deutlich gealtert, nicht nur im Gesicht, sondern auch, was das gesamte Erscheinungsbild betraf, wirkte sie müde und angeschlagen. Sie konnte zwar wieder laufen, humpelte dabei aber noch stark. Ihre innere Einstellung war sehr negativ, sie war sozusagen der Prototyp eines pessimistischen Menschen. Dank ihres starken Willens jedoch betrieb sie ihr Geschäft weiterhin erfolgreich. Ich löste als Erstes mit dem Skalpell den Narbenzug an ihrem Bein, damit sie wieder laufen konnte. Dann folgten mehrere kleinere Fettabsaugungen und eine Korrektur der Oberlider, weil die abgesunkenen Augenbrauen ihr einen finsteren Gesichtsausdruck verliehen. Trotzdem war sie immer noch nicht zufrieden, nicht mit sich, ihrem Leben und auch nicht mit ihrem Lebensgefährten. Von diesem trennte sie sich dann auch, nachdem die Differenzen zwischen den beiden nicht mehr zu überbrücken waren. Es folgten ein Facelifting und eine Bauchstraffung. Die Behandlungen zogen sich über Jahre hin, in denen ich erkennen musste: Wenn die Psyche nicht stimmt, kann man alle Möglichkeiten der Ästhetik ausschöpfen, ohne je ans Ziel zu kommen. Bei meinen wissenschaftlichen Vorträgen vor Kollegen diente sie häufig als Paradebeispiel für einen Patienten, der wenig Aussicht auf ein glückliches und zufriedenstellendes Behandlungsergebnis mit sich bringt. Irgendwann kam sie dann wieder einmal zu mir in die Praxis. Doch diesmal strahlend und mit einem neuen Mann an ihrer Seite. Sie erzählte mir, wie glücklich sie sei. Plötzlich hatte sie das Strahlen in den Augen, das man bei ihr zuvor vermisst hatte. So eine Veränderung hätte ich nie für möglich gehalten und war total überrascht, wie das Leben auch bei einer solchen Persönlichkeit eine Wendung ins Positive nehmen kann. Die Frau ist nicht mehr so mürrisch, ist optimistisch und hat jetzt eine völlig andere Ausstrahlung. Allerdings bin ich mir auch sicher, dass sie mit ihrer früheren Gehbehinderung und der Fettverteilungsstörung nie in diese Situation der neuen Partnerschaft gekommen wäre. Inzwischen hat sie ihre Waschstraße verkauft und lebt mit ihrem neuen Lebensgefährten in Kopenhagen. Für mich war ihre Behandlung eine absolut geniale Lehrstunde.

Neue Figur – neues Leben

Und da wäre dann auch noch die Geschichte von Andrea aus Frankfurt. Als Vorstand der größten Kirchengemeinde der Stadt steht sie bei ihren wöchentlichen Auftritten im Mittelpunkt des öffentlichen Interesses. Gerade dabei leidet sie besonders unter ihrem stark ausladenden äußeren Erscheinungsbild. Nach mehreren unterschiedlichen Krankheitsepisoden fiel es ihr zwar nicht schwer, Vertrauen zu mir aufzubauen. Trotzdem musste sie aber ihren ganzen Mut zusammennehmen, um sich mir zu öffnen und ihr Problem zu schildern. Der fassartige Körperstamm ließ ein deutlich übergewichtiges, figurloses Bild entstehen, das für die ästhetiksensible Persönlichkeit ein gravierendes Problem darstellte. Der walzenartige Unterbauch, der weit über die Genitalregion hing, behinderte das Gehverhalten und schränkte ihr normales Leben extrem ein. Nach insgesamt fünf Liposuktionsbehandlungen im Abstand von mindestens fünfzehn Monaten ließ sich eine zunehmende, deutlich nachvollziehbare Verschlankung erkennen. Sie führte dazu, dass sich die gesamte Erscheinung änderte. Ihre Umwelt äußerte sogar die Sorge, ob sie an einem Krebsleiden erkrankt sei, da sie doch so viel abgenommen habe. Im klinischen Befund bildete sich die gesamte wammenartige Unterhautbauch-Situation zurück, so dass der Oberschenkel glatt in den nun schlankeren Bauchbereich überging. Die neue Optik hat letztendlich zu einer wunderbaren, selbstständigen und wertvollen Veränderung in allen Lebensbereichen geführt, während das hoffnungslose Schicksal ihres alten genetischen Codes einen eher traurigeren Verlauf genommen hätte.

Operation Selbstvertrauen

Eine ganz andere Art der Erfahrung war die Metamorphose einer Frau von Mitte 40. Sie, die immer schlank gewesen war, verzweifelte an ihrer zunehmenden Körperfülle und proportionalen Veränderung. Als ihr klar wurde, was wir in der Klinik mit unserer Körperformungsmethode erreichen konnten, ging mir ihr manisch getriebener Umsetzungswille etwas zu weit. Mit von meiner Seite aus eher gebremstem Engagement wurden mehrere Behandlungen nacheinander durchgeführt. Frau G. blühte zunehmend auf und strahlte. Ja, sie strahlte enorm viel Selbstvertrauen aus. Verblüfft und etwas peinlich berührt war ich dann nur, als sie mir stolz eine Aktfotokollektion präsentierte, die sie zu Weihnachten beim Fotografen für ihren Mann als Geschenk hatte anfertigen lassen. Ihr gesteigertes Selbstwertgefühl hat zu der Selbstsicherheit geführt, die diesen unglaublichen Schritt ermöglicht hatte.

Das lässt mich an eine andere Patientin denken, deren Geschichte einen ähnlichen Verlauf nahm, die das Ganze aber noch viel weiter ausreizte. Frau B. stellte sich bei mir für eine Liposuktionsbehandlung an den Außenseiten der Oberschenkel vor. Weitere Zonen waren wegen der Größe und der Fülle des Hautmantels nicht möglich. Es folgten mehrere Behandlungen, und die Patientin wurde schlanker und proportionierter. Einerseits entwickelte sie eine auffällig attraktive Figur, andererseits war sie hochmotiviert, eine anspruchsvolle Diät einzuhalten – mit dem Erfolg eines enormen Gewichtsverlusts von nahezu 30 Kilogramm. Die damit verbundene Hauterschlaffung wurde schließlich mit einem Bodylift, einer Körperstraffung mit zirkulärer Hautentfernung über eine Breite von 25 Zentimetern therapiert. Zwischenzeitlich wurde von ihr strategisch geplant, nahezu alle Körperzonen, die von einer Verdickung des Hautfettmantels betroffen waren, mittels Liposuktion in Tumeszenzlokalanästhesie behandeln zu lassen. Zusätzlich entwickelte sie ein zunehmendes Verständnis für ästhetische Zusammenhänge. Ihre Augenringe wurden mit Eigenfett behandelt. Sie ließ ein Permanent-Make-up im Bereich des Lippenrotrandes vornehmen. Botulinumtoxin-Injektionen wurden zur Behandlung der Zornesfalte eingesetzt, außerdem erfolgte ein operativer Eingriff im Gesichtsbereich. Ein solcher Patient ist hochverdächtig, ein zwanghaft handelnder Mensch und eventuell sogar dysmorphophob zu sein, also dem Schönheitswahn verfallen. Der weitere Verlauf zeigte jedoch, dass genau das Gegenteil der Fall war und bis heute geblieben ist. Nachdem das angestrebte Ziel erreicht war, verlangte sie keine weiteren Behandlungen. Ihre gesammelten Erfahrungen gibt sie weiter, indem sie per Internet Gleichgesinnten, die ähnliche Probleme lösen wollen, Ratschläge gibt.

Der nächste Fall handelt von einer jungen Frau, die Assistentin in einer Agentur ist. Sie ist klein und wunderschön, war aber auch ein wenig drall. Doch sie ist allseits beliebt, und keiner störte sich daran, dass ihre Kleider meist etwas zu eng saßen. Sie selbst fühlte sich dennoch nicht selbstsicher genug, um im Beruf bestehen zu können. Die entscheidende Wende trat ein, als ihre Chefin schwanger wurde und ihr die Agentur anbot. Die junge Frau beschloss, sich auch optisch zu verändern. Es folgten zwei Körperformungsbehandlungen im Verlauf von jeweils einem Jahr. Der figürliche Erfolg, der eintrat, bewirkte laut eigener Aussage eine nicht erwartete Stärkung ihres Selbstwertgefühls. Heute leitet sie mit großem Erfolg ihre eigene kleine Firma. Dieses Märchen hat sich tatsächlich abgespielt!

Ein außergewöhnlicher Mann

Die letzte von den vielen, vielen Geschichten, die es wert wären, erzählt zu werden, handelt von einem Mann, der über eine besondere Sensibilität verfügt. In der Mitte seines Lebens nimmt er die Veränderungen, die mit und in ihm vorgehen, ganz bewusst wahr. Er spürt diese in ihrer Auswirkung und kann sie auch verstehen. Diese Feinfühligkeit besitzen nur wenige, die damit zusammenhängenden Effekte erkennt kaum einer. Der Kontakt zu mir entstand zufällig per Internet, da der Mann im Ausland wohnt und arbeitet. Da er einen kreativen Beruf ausübt, ist er es gewohnt, strategisch und konzeptionell zugleich zu denken. Er lebt in einer besonderen Dialektik zwischen der Realität und seinen Traumvorstellungen. Traum deshalb, weil diese kreative Persönlichkeit zusätzlich mit einer stark ausgelegten Romantik motiviert ist. Hier ein Ausschnitt dessen, was er mir im Lauf mehrerer Gespräche mitteilte:

Die Gesichtsoperation kommt ja als Erstes dran: Mitte November brauche ich Fotos für meinen neuen biometrischen Reisepass. Wenn am 15. Oktober die Operation stattfindet, dann werden am 15. November die Bilder möglich sein?

Ich freue mich, dass Dr. Arlt (Rosenparkklinik), der so viel Erfahrung hat, operieren wird. Aber trotzdem habe ich natürlich große Angst. Es ist schließlich eine große Veränderung im Gesicht, und das Ergebnis kann jeder sehen. Man kann das Gesicht ja nicht wie den Körper mit Bekleidung verdecken.

Ich möchte Ihnen, Dr. Sattler beziehungsweise Herrn Dr. Arlt, noch mehr Informationen mitteilen: In Zukunft muss ich Fotos mit Frauen und Männern gestalten. Dabei geht es um Männer- und Frauenmode für Leute von 45 bis 65 Jahren. Ich selbst werde auch sehr oft mit auf diesen Bildern zu sehen sein. Ich möchte gern, dass mein Gesicht und mein Blick etwas Liebenswertes ausstrahlen. Klar, männlich markant soll es sein, aber eben nicht so hart im Ausdruck. Ich möchte einen Gesichtsausdruck haben, der zeigt, dass dieser Mann weiß, was er will. Er ist überzeugend und er hat ein nettes Lächeln, einen liebenswerten Blick, strahlende Augen ... ein markantes Kinn. Die Ohren anliegend ... und die Lippen sollen auch voller ... sinnlicher wirken.

Meine Nase ist zu groß. Aber die Haare bleiben grau. Das will ich nicht verändern. Ich bin sehr glücklich mit meiner Stirnglatze und finde kurze graue Haare sehr schön. Auch bei reifen Frauen finde ich kurze graue Haare übrigens sehr schön.

Meine Fotos erzählen von Liebe und Leidenschaft, vom Ge-

heimnis des Glücks. Ein Mann und eine Frau lachen sich an ... Dieser liebende Blick muss mit rein in mein Gesicht.

Die daraufhin erfolgte Behandlung wie auch die gesamte Patientenführung mit diesem Herrn gestaltete sich angenehm. Die Gespräche für die einzelnen Maßnahmen waren intensiv, dabei konstruktiv und verhältnismäßig kurzgefasst. Die Eingriffe verliefen medizinisch wie geplant, und der differenzierte Charakter des Patienten stellte kein Konfliktpotenzial dar. Es wurden sogar Behandlungskonzepte neu besprochen und verändert, die ursprünglich nicht im Vorstellungsbereich des Patienten angesiedelt waren. Beispielsweise wurde kein Facelifting durchgeführt. Stattdessen wurde ein nach Roger Amar beschriebenes FAMI-Verfahren der Eigenfettbehandlung angewendet. Neben einer Ohranlegeplastik, der Hautentfernung am Oberlid, der Botulinumtoxin-Therapie der Stirn und des Kinns, der Hyaluronsäure-Unterspritzung der Mundwinkel, der photodynamischen Therapie der Gesichtshaut und einer Muttermalentfernung war diese zweimalige Eigenfett-Spezialtherapie der wesentliche Teil, der letztendlich zum gewünschten Ergebnis führte. Die Eigenfettgewinnung verbesserte zusätzlich die bereits gute Körperfigur durch die Entfernung der im Ansatz vorhandenen Männerbrüstchen. Die Zufriedenheit und Glücksäußerung bei diesem ungewöhnlichen Menschen waren hochbefriedigend für alle Beteiligten.

Welche Metamorphose darf sein?

Wie schon teilweise in den vorherigen Kapiteln angesprochen, stellt sich die Frage, welchen Grad der Metamorphose der Therapeut anstreben oder zulassen darf. Geht es um die Beseitigung einer Zornesfalte, ist die Fragestellung einfach und so auch deren Lösung und Therapie. Schwieriger wird es, wenn mehrere Problemfelder sich mischen. Wer entscheidet dann über den »richtigen Weg« bei einem speziellen Patienten mit einer spezifischen Befundkonstellation? Hilft hier ausschließlich die eine Lösung eines ausgedehnten Faceliftings, oder bietet sich nicht auch eine Alternative aus vielen kleinen Eingriffen an wie Botulinumtoxin, Fillersubstanzen und Thermolifting in Kombination mit neuen Laserverfahren? In der Tat gibt es eine Vielzahl von kleinen beeinflussenden Entscheidungskriterien, die den Berater und Therapeuten lenken sollten. Zu berücksichtigen sind das tatsächliche und das biologische Alter des Patienten, seine Erwartungshaltung, die zur Verfügung stehende Abheilzeit sowie die psychologische Grundsituation. Die Aufklärung sollte neutral und nicht manipulativ geführt werden, damit der Ratsuchende sich frei entscheiden kann. Manche Befunde verlangen eine chirurgische Straffungsmaßnahme. Doch viele sind für ein Lifting von ihrem Altersprofil zu jung oder denken, mit einem Lifting für ein großes Behandlungshonorar sei alles abgegolten. Später stellt sich dann heraus, dass weitere Feinheiten bei nahezu allen Facelifting-Operationen erforderlich sind. Auch spielt das Altersprofil eine große Rolle. Man darf nicht in die Behandlungsrhythmik einer Kosmetikerin geraten, denn der »Schönheitsmediziner« hat die Aufgabe, den zu erwartenden Lebensverlauf in die Entscheidungen beziehungsweise Beratungen mit einfließen zu lassen. Ein Facelifting mit 40, das keine strenge Indikation aufweist, sollte meines Erachtens nicht stattfinden. Der Grund, der dagegenspricht, liegt in der Schaffung einer sehr hohen Anspruchshaltung in einem noch jungen Lebensalter. Das heißt, wenn der Patient 50 Jahre alt ist, wird er von seinem gelebten Standard nicht abweichen, und er wird das zweite Lifting durchführen lassen. Das ist auch machbar. Doch was geschieht, wenn er zum 60. Geburtstag die dritte Straffung einfordert? In der Regel wird er es tun, denn ein Individuum, das stets von dem Lob über sein brillantes Aussehen gelebt hat, wird nicht auf einmal seine Lebenseinstellung ändern. Nur stellt sich dann das Problem, dass inzwischen die Hautdehnungskapazität ausgereizt ist. Vor allem in mimischer Aktion können atypische Gesichtsausdrücke die Folge sein, die den Patienten zumindest für längere Zeit »operiert« aussehen lassen. Von daher ist es empfehlenswert, wenn das erste Lifting mit circa 55 Jahren erfolgt und das zweite, falls nötig, mit 65 bis 68 Jahren. Dies gewährleistet, dass der Patient über seine gesamte Lebensspanne gut versorgt ist. Die Vorbereitung bis zum 55. Lebensjahr kann mit den zur Verfügung stehenden Unterspritzungsverfahren auf einem optimalen Niveau gehalten werden. Übrigens macht auch ein Lifting Unterspritzungen nicht überflüssig. Gerade dann werden sie kontinuierlich eingesetzt, um ein optimales Ergebnis zu wahren. Der ästhetische Mediziner sollte also schon bei der Therapiekonzeption die Verantwortung für eine langfristige Patientenführung mit übernehmen.

Welcher Weg zum Ergebnis ist zulässig?

Stellt sich nun die nächste Frage: Bis zu welchem Grad einer Metamorphose darf ich den Patienten verändern? Welche Grundmotivation liegt bei einem Menschen vor, der sich zur Beratung für eine solche Behandlung anmeldet?

Hier ein Beispiel, vielleicht sogar das klassischste, das die Problematik aufdeckt: Der Patient möchte einen Mund haben, der ausgewogen und in seinen Proportionen von Ober- und Unterlippe nicht zu viel und nicht zu wenig gefüllt ist. Niemand will als Karikatur entstellt durch sein Leben gehen. Die Vorgabe für den Arzt ist also klar definiert. Doch durch das Injektionsmaterial kann ein gewisses unterschiedliches Wasserbindungsverhalten auftreten, das die Lippe mehr oder weniger dick wirken lässt. Nun kommt es zu dem entscheidenden Moment. Der Patient gewöhnt sich schnell an das neue Aussehen, befindet sich aber weiterhin in seiner Vorstellung, einen Schwachpunkt im Bereich der Lippe zu haben. Da es jetzt schon so viel besser ist, möchte er es richtig optimal haben und initiiert bei seinem Arzt die nächste Behandlung. Er ist der Mensch, der am ersten Schritt der Metamorphose beteiligt war, das neue Gesichtsbild kennt und sich bis zu einem gewissen Grad daran gewöhnt hat. Eine zweite und eventuell dritte Behandlung verändern den Befund zur Zufriedenheit des Patienten. Anders bei dem nicht in den Prozess involvierten Betrachter, bei ihm entsteht das Problem der gewohnten Wiedererkennung. Handelt es sich dabei um die Rückführung einer Symptomatik, die in unseren heutigen Wertvorstellungen zu favorisieren ist, bewirkt das eine spontane Akzeptanz, Bewunderung und Verehrung. Vielleicht kommt in manchen Situationen auch Neid auf. Liegt jedoch ein nicht natürliches, in Teilaspekten überzeichnetes Metamorphoseergebnis vor, dann reagiert der Betrachter mitunter gar mit Missbilligung. Dies ist wahrscheinlich darauf zurückzuführen, dass dieser im Moment der ersten Inaugenscheinnahme mit dem unerwarteten Eindruck überfordert ist.

Für mich ergibt sich daraus eine klare Leitlinie, bis zu welchem Grad eine Korrektur, egal in welchem ästhetischen Bereich, durchzuführen ist. Die Vorgabe, sozusagen das Modell für ein Behandlungsergebnis, gibt mir die Natur vor. Die Lippe soll so aussehen, wie ich sie bei dem bestaussehenden Gleichaltrigen, der nicht in irgendeiner Form verändert wurde, in diesem Kulturraum vorfinde. Auf diese Weise gibt es für mich immer ein natürliches Leitbild, mit dessen Hilfe ich das oben geschilderte Problem der Überzeichnung umgehe. Es gehört auch dazu, seinem Patienten verständlich zu machen, dass weitere Korrekturen nicht sinnvoll sind oder ein größeres Pausenintervall benötigen. Für mich bedeutet eine ästhetische Korrektur, einem Menschen so zur Seite zu stehen, dass er in Würde und Respekt an einer Trauerfeier teilnehmen kann, bei der Hochzeit der besten Freundin durch Attraktivität glänzt oder bei der wildesten Party verführerisch seine Reize ausspielen kann. Mit anderen Worten: Mein Patient muss authentisch bleiben und darf sich nicht durch sich selbst ins Abseits stellen.

Metamorphosen am Körper haben ihren Sinn in der Beseitigung einer genetischen Anlage (Reithose, fehlende Taille), der Rückführung von altersbedingten, disproportionierten Fettgewebsvermehrungen (zum Beispiel Hüfte nach der Menopause) oder einer bewusst durchgeführten Gewebsmassenreduktion, wie dies zur Behandlung des Lipödems erforderlich ist. Eine jünger anmutende Figur bei einem älteren Menschen erzeugt nur im überzogenen Extremfall ein unpassendes Gefühl beim Betrachter. In den allermeisten Fällen bewirkt ein schönes Körperbild Respekt und hinterlässt ein angenehmes Gefühl. Da alle Menschen den altersbedingten Fettgewebsumverlagerungen unterworfen sind, wäre theoretisch jeder in dieser Altersklasse ein Kandidat für eine Körperformung. Zum Glück kommt es jedoch einzig darauf an, wie viel Bedeutung jemand seinem Äußeren beimisst, denn ein Patient ohne Leidensdruck ist nun mal kein OP-Kandidat. Im Gegensatz dazu gibt es natürlich auch diejenigen, die sich mit ihrem Körper ständig nur kritisch auseinandersetzen. Das sollte man als Arzt bereits beim Erstgespräch erkennen und den Patienten vor sich selbst schützen.

Patienten mit problematischer Vergangenheit

Manche Patienten, die in die Praxis kommen, haben eine spezielle Geschichte. Einer Studie zufolge besitzen Frauen, die in ihrer Kindheit sexuell missbraucht wurden, eine starke Abneigung gegen ihren Körper und suchen öfter die Hilfe eines Chirurgen. Häufig sprechen sie nicht darüber, was ihnen passiert ist, auch wenn es ihrem Körpergefühl tiefen Schaden zugefügt hat. Eine Operation kann die schrecklichen Bilder des Geschehens wiederaufleben und sogar die Furcht vor einem erneuten Missbrauch entstehen lassen. Auch Anfragen speziell für Liposuktionen scheinen öfter in Verbindung mit Essstörungen zu stehen wie Anorexia (Magersucht) und Bulimie (Ess-Brech-Sucht). Beiden Krankheitsbildern gemeinsam ist die Angst vor Körperfett sowie eine Störung des eigenen Körperbilds. Auch ein noch so gutes Operationsergebnis kann die Depression, die mit der Krankheit einhergeht, nur zeitweise unterdrücken. In solchen Fällen oder auch bereits bei einem begründeten Verdacht ist es deshalb wichtig, einen erfahrenen Spezialisten einzuschalten, um den Wunsch nach einem ästhetisch-medizinischen Eingriff genauer zu erforschen. Das Gleiche gilt, wenn sich das Bild einer Dysmorphophobie abzeichnet. Das sind Patienten, die sich selbst fälschlicherweise als so hässlich empfinden, dass sie in eine Operationssucht verfallen. Hierbei handelt es sich um eine Psychose, die als schwere Erkrankung behandelt werden muss und nicht auf die leichte Schulter genommen werden darf. Der Patient muss einen Ansprechpartner im medizinischen Bereich finden und sich in eine spezielle Psychotherapie begeben.

Dysmorphophobie – eingebildete Hässlichkeit aus der Sicht der Psychiatrie

In der Pubertät muss die aufkommende Sexualität in die Psyche beziehungsweise Persönlichkeit des Kindes integriert werden. Dadurch wird das Kind erwachsen. Die Pubertät ist bei unseren Kindern und Jugendlichen die heikelste Phase der seelischen Entwicklung. Typisch sind starke Gefühlsschwankungen. Selbstkritik und Selbstwertgefühl können über die Maßen stark ausgeprägt sein, völlig fehlen oder ebenfalls stark schwanken. Bei entsprechender Veranlagung orientieren sich Selbstkritik und Selbstwertgefühl vor allem am äußeren Erscheinungsbild. Dabei liefert meist ein kollektives Schönheitsideal den Maßstab.

Die Dysmorphophobie ist eine Störung, bei der der Betroffene unkorrigierbar von seinem Missgestaltet- oder Hässlichsein überzeugt ist. Er beschäftigt sich andauernd mit dem eingebildeten Makel, versucht ihn mit allen Mitteln zu vertuschen, will ihn womöglich operativ korrigieren lassen. Die Dysmorphophobie tritt überwiegend bei Mädchen im Pubertätsalter und meist nur vorübergehend auf. Da sind beispielsweise die Lippen zu schmal oder zu wulstig, der Busen ist zu groß oder zu klein, die Nase schief oder der Penis zu kurz. Bei entsprechender Ausprägung kann die Störung eine schwere depressive Verstimmung, sozialen Rückzug und sogar Selbstmordgedanken zur Folge haben.

Sehr eng verwandt mit der Dysmorphophobie ist die Magersucht. Auch diese Störung tritt vor allem bei Mädchen im Pubertätsalter auf, auch hier prägen ans Wahnhafte grenzende Ideen das Bild.

Vorstellungen, die vom Denken Besitz ergreifen und es nicht mehr loslassen, nennt der Psychiater fixe oder überwertige Ideen. Wenn sie überhaupt nicht mehr nachvollziehbar sind und zusätzlich einige andere Kriterien erfüllt werden, werden sie als Wahngedanken bezeichnet.

Wenn das »pubertäre Chaos« im Gefühlsleben und Denken bestehen bleibt, das Selbstbild und das Selbstwertgefühl sich nicht bessern beziehungsweise stabilisieren, entsprechende Defizite auch die postpubertäre Persönlichkeit prägen, diagnostiziert der Psychiater oft eine histrionische (hysterische) oder Borderline-Persönlichkeit beziehungsweise -Persönlichkeitsstörung. Bei der Borderline-Persönlichkeitsstörung manifestiert sich die Instabilität des Selbstbildes auch als Störung der sexuellen Orientierung beziehungsweise Identität. Borderline-Gestörte wissen oft nicht, ob sie hetero-, homo- oder bisexuell sind, und männliche Borderline-Gestörte wollen oft transsexuell sein. Bei der Dysmorphophobie will der Betroffene einen oder mehrere konkrete vermeintliche Mängel unbedingt loswerden, der Boderline-Gestörte will heute so, morgen so und übermorgen ganz anders aussehen beziehungsweise sein.

Eine typische Krankengeschichte einer Patientin mit Dysmorphophobie: Sie ist 35 Jahre alt, stellt sich beim Psychotherapeuten mit einem schweren ängstlich-depressiven Syndrom vor, klagt über Antriebslosigkeit und Lebensüberdruss. Sie hat an nichts mehr Interesse, auch ihr beruflicher Erfolg bedeutet ihr nichts mehr. Zur Anamnese gibt sie an, ein fröhliches Kind gewesen zu sein, unbeschwert und ohne Hemmungen im Umgang mit anderen Kindern und Erwachsenen. In der Pubertät habe sie sich sehr verändert. Starke Unsicherheit und Selbstzweifel seien aufgekommen. Damals habe sie voller Bewunderung auf eine Klassenkameradin geschaut, die immer im Mittelpunkt stand. »Was hat sie, was ich nicht habe?« Immer wieder habe sie sich im Spiegel betrachtet und sich allmählich in den Gedanken verrannt, der kleine Höcker auf ihrem Nasenrücken sei so auffallend, dass er jedem ins Auge stechen müsse. Sie habe sich hässlich gefühlt und abgelehnt, sei sehr verzweifelt gewesen. Sie habe sich so geschämt, dass sie mit niemandem darüber geredet habe, auch mit ihren Eltern nicht. Sie habe sich kaum mehr aus der Wohnung getraut, sich nicht mehr mit ihren Freundinnen getroffen, sich nichts mehr gegönnt, nur noch gegrübelt und eine Zeit lang sogar mit Selbstmordgedanken gespielt. Dann habe sie sich aber wieder gefangen und sich aufs Lernen verlegt. Sie habe gute Noten gehabt, die Lehrer hätten sie gemocht und gefördert. Sie habe ein sehr gutes Abitur gemacht, Jura studiert, ihr Examen mit einem Prädikat abgelegt und sei dann Staatsanwältin geworden. Ihren 30. Geburtstag habe sie als Single gefeiert, mit Freunden und Kollegen. Dabei sei ihr schmerzlich bewusst geworden, dass sie zwar Karriere gemacht habe, dabei aber ihr Privatleben auf der Strecke geblieben sei. Eigentlich habe sie immer eine Familie haben wollen. Die Bilanz ihrer Beziehungen bis dato sei dürftig gewesen: einige Flirts und eine längere Affäre mit einem verheirateten Kollegen. Deshalb habe sie angefangen, intensiv nach Bekanntschaften zu suchen, auch übers Internet. Eine längere Beziehung habe sich aber aus keinem der vielen Dates entwickelt. Anfänglich sei sie der Überzeugung gewesen, dass »der Richtige« einfach noch nicht dabei gewesen sei. Mit zunehmender Frustration habe sie dann aber angefangen, an sich zu zweifeln. Als sie sich dabei ertappte, wie sie wieder vor dem Spiegel sitzend den Höcker auf ihrer Nase betrachtete, habe sie sich kurzerhand operieren lassen. Die Operation liege jetzt zwei Jahre zurück. Eigentlich sei sie mit dem Ergebnis zufrieden. Aber ihre Selbstzweifel und Probleme bestünden noch immer. Aus diesem Grund ginge es ihr jetzt fast noch schlechter als vor der Operation. Das mache ihr Angst.

Vor einem ästhetisch-chirurgischen Eingriff sollten Arzt und Patient deshalb immer überlegen, worin der Wunsch nach Veränderung oder Verbesserung des Aussehens begründet ist, und ob er nicht vielleicht doch Ausdruck einer psychischen Störung ist. In so einem Fall wie dem oben geschilderten würde der Betreffende selbst mit dem besten Operationsergebnis niemals dauerhaft zufrieden sein. Eine psychische Störung kann man nicht einfach wegoperieren.

Dr. med. H.-D. Hartung, Facharzt für Psychiatrie und Psychotherapie in Berlin

Kein Patient ist »dumm«!

Obwohl der ästhetische Patient auch den Charakter eines Kunden in sich trägt, weil er im Gegensatz zum medizinischen Behandlungsfall letztendlich selbst die Entscheidung fällt, ob er eine Maßnahme durchführen lassen will, muss man ihm mit größtem Respekt begegnen, da er in der Lage ist, ein ihn belastendes Problem oder einen für ihn bestehenden Konflikt aktiv anzugehen. Er ist bereit, sich zu öffnen und sein Schamproblem darzulegen. Dies ist ein entscheidender Schritt, denn es kann das erste Anzeichen der Bewältigung einer inneren Konfliktsituation sein. Kein Patient ist »dumm«. Sein Problem kann mehr oder weniger ausgeprägt sein, aber die Nachvollziehbarkeit ist in der Regel immer gegeben. Andernfalls stimmt die Behandlungsbegründung nicht, die Indikation ist falsch.

Wie man durch sein Leben geht, ist unweigerlich mit dem Alterungsprozess verknüpft. Das bedeutet, dass äußerliches

Altern und inneres Reifen als zwangsläufige Konsequenz unser Denken bestimmen. Dabei entstehen in unserem Denken Verknüpfungsassoziationen, die die Ursache für unser fehlgelenktes Denken darstellen. Einige Beispiele dafür:

- Wenn man jung ist, ist man schön? *Nicht immer.*
- Wenn man alt ist, ist man nicht schön? *Oft falsch, manchmal richtig.*
- Wenn man alt ist, ist man unerotisch? *Falsch.*
- Wenn man jung ist, ist man immer erotisch! *Definitiv falsch.*
- Schön sein heißt jung sein! *Falsch.*
- Reif sein heißt nicht, alt zu sein? *Richtig.*
- Reif sein heißt nicht, nicht schön zu sein? *Richtig.*

Deshalb besteht das Ziel einer ästhetischen Behandlung eines gealterten Menschen auch nicht darin, ihn jünger zu machen, sondern ihn altersentsprechend attraktiver zu machen. Wenn jemand behauptet, er mache jemand fünf, zehn oder 15 Jahre jünger, dann ist das nicht richtig, weil es nicht geht. Weder biologisch noch physisch!

Schönheitsoperationen als Medium der Verwandlung aus der Sicht einer Psychoanalytikerin

Grundsätzlich ist wohl jeder schönheitschirurgische Eingriff unbewusst von Fantasien und Hoffnungen begleitet, die mit der Perfektion des eigenen Körpers, der Vorstellung ewiger Jugend, unbegrenzter Verführungsmacht, bedingungslosem Geliebtwerden und narzisstischer Einzigartigkeit zu tun haben. Eine gelungene Schönheitsoperation wird deshalb oft als Verwandlung erlebt, wie sie Christopher Bollas als Wiederkehr des »ungedachten Bekannten« beschrieben und in einer Zeit angesiedelt hat, in der der Säugling die Mutter als jemanden erlebte, deren Anwesenheit die Welt verwandelte. Die Erinnerung an die Angst und die Schmerzen, wie sie mit jeder Operation verbunden sind, erscheinen dann wie weggewischt. Die Patientinnen und Patienten schildern stattdessen, dass sie sich wie neugeboren fühlen, so als hätte die Welt sich verwandelt. Bekannte Schönheitschirurgen aus verschiedenen Ländern, die nach der Reaktion ihrer Patienten auf den Eingriff gefragt wurden, berichten dazu: »Die meisten sind unheimlich glücklich und begeistert.« – »Ich höre häufig Patienten überglücklich sagen: ›Sie haben mein Leben verändert!‹ Dieser Satz ist die schönste Belohnung für meine Arbeit.« – »Wenn die Patienten mit dem Ergebnis zufrieden sind, haben sie ein Leuchten in den Augen, einen sanfteren Blick und einen entspannteren Ausdruck als vor der Operation. Dieses Phänomen berührt mich am meisten.«

Diese wenigen Äußerungen deuten darauf hin, dass ein schönheitschirurgischer Eingriff, gleich, ob es sich um ein faltenfreies Gesicht, einen verschlankten Körper oder eine veränderte Nase handelt, auf einer tieferen Ebene etwas bewirkt, was über eine sichtbare Wirkung hinausgeht. Er enthält nicht nur ein Erlösungsversprechen, sondern vermittelt zumindest für kurze Zeit das beglückende Gefühl, dass diese Erlösung stattgefunden hat. Der Titel des Referates von Matthias Kettner »›Und erlöse uns von allen Übeln‹ – Schöne Körper, schönes Altern, schönes Sterben« auf dem Plenum über »Assistierte Körperinszenierungen« der Jahrestagung der Akademie für Ethik in der Medizin (Herdecke 2005) bringt dieses Erlösungsgefühl ziemlich genau auf den Punkt. Eine erfolgreiche Schönheitsoperation kann den Eindruck vermitteln, als seien einem Schönheit und Jugend wiedergeschenkt worden und als würden Alter und Sterben unter diesem Eindruck ihren Schrecken verlieren. Für einen Augenblick lang ist dabei die Zeitdimension außer Kraft gesetzt. Man kann dies durchaus mit einer Erlösungserfahrung vergleichen. Was dabei reinszeniert wird, ist ein ästhetischer Moment, der seine Wurzeln nicht im begrifflichen Denken hat, sondern in einer Verwandlungserfahrung aus einer Zeit, in der Worte noch keine Rolle spielten und der Verschmelzung mit Schönheit nahekommt. Und obwohl wir alle um die Vergänglichkeit von Schönheit wissen, hören wir nicht auf, danach zu suchen.

Schönheit und Vergänglichkeit

In der Natur gibt es nur Werden und Vergehen, und der Mensch ist dem ebenso unterworfen wie jedes andere Lebewesen auch. Dies gilt auch für die körperliche Schönheit. Nichts zeigt dies besser als die kurze Notiz von Freud über »Die Vergänglichkeit«, die er nach einem Spaziergang gemeinsam mit Rilke im Jahr 1915 niederschrieb. Rilke bewunderte während dieses Spaziergangs die Schönheit der Natur, aber ohne sich daran zu erfreuen. Ihn störte der Gedanke, dass all diese Schönheit dem Vergehen geweiht war, dass sie im Winter dahingeschwunden sein werde, so wie dies auch für die menschliche Schönheit und alles Schöne und Edle, was Menschen geschaffen haben, gelte. All das, was er sonst geliebt und bewundert hätte, schien ihm entwertet durch das Schicksal der Vergänglichkeit. Freud bringt diese Entwertung mit der seelischen Auflehnung gegen die Trauer in Verbindung, die dem Dichter den Genuss des Schönen verleide, und widerspricht dieser Reaktion. Die Versenkung in die Hinfälligkeit alles Schönen und Vollkommenen könne zwar zur Auflehnung gegen diese Realität führen, so als ob der Mensch sagen würde: »Nein, es ist unmöglich, dass all diese Herrlichkeiten der Natur und der Kunst, unserer Empfindungswelt und der Welt draußen, wirklich ins Nichts zergehen sollten. Es wäre zu unsinnig und zu frevelhaft, daran zu glauben. Sie müssen in irgendeiner Weise fortbestehen können, allen zerstörenden Einflüssen entrückt.« Aber eine solche Ewigkeitsanforderung entspringe nur unserem Wunschdenken und habe von daher in der Realität keinen Bestand. Die Schönheit werde durch ihre Vergänglichkeit keinesfalls entwertet, sondern im Gegenteil: »Der Vergänglichkeitswert ist ein Seltenheitswert in der Zeit.« Und: »Wenn es eine Blume gibt, die nur eine einzige Nacht blüht, so erscheint uns ihre Blüte darum nicht minder prächtig.«

Was aber ist, wenn diese Blume welkt? Greta Garbo, die für viele als der Inbegriff von Schönheit gilt, hat sich ab einem bestimmten Alter geweigert, das Haus zu verlassen. Sie wollte ihren Bewunderern so im Gedächtnis bleiben, wie sie war – eine wunderschöne Frau, die nicht vergeht. Schönheitsoperationen, die dazu dienen, die Zeichen des Alters aufzuhalten – »das wahrnehmbare Alter vom kalendarischen entkoppeln« heißt das im Jargon der Schönheitschirurgie – können den Tod nicht ferner rücken. Sie können aber leichter vergessen machen, wie nahe der Tod schon ist. Damit verbunden ist die unbewusste Fantasie von einer unvergänglichen Schönheit in einem narzisstischen Raum, in dem die Zeit stillsteht und Ende und Anfang ineinander übergehen. Die Trauer um den unweigerlichen Verlust der körperlichen Schönheit, die das Alter dem Menschen abverlangt,

kann mit Hilfe der Schönheitschirurgie auf diese Weise ein Stück weit hinausgeschoben werden. Umgangen werden kann sie nicht.
Und doch lebt vermutlich in jedem von uns eine Idee von unvergänglicher Schönheit, die sich sogar noch in den Grabsteinen ausdrückt, die uns an unsere Toten erinnern. Isolde Ohlbaum (1996) hat in einem Band mit dem Titel »Denn alle Lust will Ewigkeit« Bilder von erotischen Skulpturen auf europäischen Friedhöfen zusammengestellt, die das Gedenken an die Toten aufrechterhalten sollen. Die meisten davon sind Engel, die sich über die Gräber neigen, voll von Trauer, aber auch voller Schönheit.

Professor Christa Rohde-Dachser,
Hannover

Fazit

Ein ästhetischer Eingriff ist alles andere als eine reine Oberflächlichkeit. Er erstreckt sich zwar auf das Äußerliche eines Menschen, aber häufig vollzieht sich damit einhergehend eine tiefe Wandlung in seinem Inneren. Dies kann sich in einem größeren Selbstwertgefühl, mehr Selbstvertrauen und einer verbesserten Lebensqualität auswirken. Der Beweis sind viele glückliche Patientenfälle, von denen keiner dem anderen gleicht. Jeder für sich betrachtet ist individuell, nur eines ist ihnen allen gemeinsam: eine gelungene Metamorphose. Der ästhetische Arzt trägt dabei nicht nur die Verantwortung für die richtige Patientenwahl, sondern auch für ein Behandlungskonzept, das lebenslange Gültigkeit besitzt.

Markt der (Un-)Möglichkeiten

Eine lange Geschichte

Die Vorstellung, dass die Erfindung von ästhetisch- oder plastisch-chirurgischen Eingriffen aus unserer Zeit stammt, ist völlig falsch. Die ersten Aufzeichnungen von Nasen-, Ohren- und Lippenrekonstruktionen reichen 3000 Jahre zurück. In der »Susruta Samhita«, einer Abhandlung des ayurvedischen Arztes Samhita, steht geschrieben:

Auf dem Marktplatz gibt es ein Menschengedränge. Die Bestrafung eines Ehebrechers ist zu sehen. Schnell saust die Klinge auf das Gesicht des »Verbrechers«, und seine Nase purzelt unter entsetzlichem Gebrüll herunter. Flink fängt sie ein Junge in einem mit Blättern ausgepolsterten Tongefäß auf. Sorgfältig versteckt er sie. Sie ist sehr wertvoll, denn er will sie so bald wie möglich dem Besitzer wieder anheften.

Allerdings gelang es nicht immer, die abgeschnittene Nase zu retten und erfolgreich zu reimplantieren. Um die richtige Menge an Haut zu berechnen, die sie brauchten, um damit die Stelle der fehlenden Nase zu bedecken, nahmen die damaligen Chirurgen ein Blatt von einem Baum zu Hilfe. Sie legten es als Muster über die Wunde, um dann einen Hautlappen zur Stirn hin zu schwenken. Um 1450 veröffentlichte Taglicozzi in Italien die erste Fernlappenrekonstruktion vom Arm, die auch in ästhetischer Hinsicht gute Ergebnisse erzielte.

Die ersten modernen Schönheitschirurgen zwischen 1890 und dem Ersten Weltkrieg wurden noch als Quacksalber bezeichnet. Nicht weil sie medizinisch unqualifiziert waren, sondern weil sie es wagten, das Ideal der Aufklärung zu verwirklichen und ihren Patienten zur Autonomie zu verhelfen. Nur wenige Jahrzehnte zuvor hatten hellhäutige Schwarze ihre platten Nasen operieren lassen, und Juden in Deutschland ließen ihre verkleinern. In beiden Fällen ging es allerdings nicht darum, schöner zu sein, sondern eine bessere Arbeit zu bekommen.

Die Operationen mussten allerdings streng geheim stattfinden, weil die Ärzte sich auf gefährlichem Terrain bewegten: Ihnen wurde vorgeworfen, ohne medizinische Notwendigkeit und somit fast schon entgegen dem hippokratischen Eid zu arbeiten. Man unterstellte ihnen, nur aus Geldgier zu agieren und um die Eitelkeit ihrer Klientel zu befriedigen. Aus dieser Zeit stammt auch der Begriff der »psychischen Gesundheit«, mit dem die Chirurgen dem Verdacht begegneten. Unterstützend für eine Neudefinition des Verhältnisses von Körper und Geist, wirkte die These von Sigmund Freud, der lehrte, dass die Seele vollständig über den Körper herrsche und alle Krankheiten deshalb seelisch-geistigen Ursprungs seien. Jacques Joseph, ein Chirurg aus dieser Zeit, vertrat die umgekehrte Auffassung: Ein Körper, der krank und unschön ist, macht auch den Geist krank. Optimiert man also den Körper, hilft das auch dem Geist. Wie man sieht, eine sehr moderne Einstellung. Dennoch haben in unterschiedlichen Zeiten stets unterschiedliche Vorstellungen davon existiert, worin nun genau die Verbesserung des Körpers besteht. Mal soll die Nase oder der Busen größer sein und mal kleiner.

Weltweiter Boom – warum nicht in Deutschland?

Schätzungsweise zwischen 600 000 und eine Million ästhetische Eingriffe werden jährlich in Deutschland mit Spritze und Skalpell durchgeführt, um Menschen ansehnlicher und zufriedener zu machen. Exakte Zahlen gibt es nicht, weil für solche Eingriffe keine Meldepflicht besteht und jeder der verschiedenen Fach- und Interessensverbände nur für sich selbst sprechen kann. Doch in der Statistik für Schönheitsoperationen belegen Faltenunterspritzungen, Botox-Therapien und Fettabsaugungen die ersten drei Plätze. Im internationalen Ranking liegt Deutschland auf Platz sechs. Generell gewinnen minimalinvasive, also kleine Eingriffe weiter an Bedeutung. Sie zeichnen sich vor allem durch eine schonendere Anwendung für den Patienten, kürzere Heilungszeiten sowie Schmerz- und Narbenfreiheit aus. Auch Männer nehmen als Zielgruppe der ästhetisch-plastischen Chirurgie zu. Jährlich werden etwa zehn Prozent aller Eingriffe in Deutschland an Männern durchgeführt. Die von ihnen am häufigsten gewünschten Korrekturen sind Faltenbehandlungen, Lidplastiken und Liposuktion.

Auf der Überholspur befinden sich unsere Nachbarländer: Fast eine Milliarde Euro gaben die Briten 2006 für kosmetische Eingriffe aller Art aus. Mit 690 000 kosmetischen Behandlungen, darunter 75 000 chirurgische Eingriffe, sind das 40 Prozent mehr als noch im Vorjahr. Insgesamt steht Deutschland im Ländervergleich nicht nur in dieser Studie an letzter Stelle, Ähnliches ist auch im Bereich der Kosmetikbranche zu beobachten. Die Deutschen glauben zwar, einem großen weltweiten Trend voranzuschreiten, das Gegenteil ist jedoch der Fall. Waren Kosmetika am deutschen Markt im Vergleich zum europäischen oder amerikanischen Ausland schwer an die Frau zu bringen, so wiederholt sich die gleiche Reaktionsweise beim Absatzprofil von Botulinumtoxin. Der größte Hersteller, die Firma

Allergan, gibt an, in England dreimal mehr davon zu verkaufen als in Deutschland. Ebenso zeigt sich eine rückläufige Häufigkeit in nahezu allen Bereichen der ästhetischen Operationen. Bei der Liposuktion kann mit einem Rückgang der Behandlungen um circa 30 bis 40 Prozent gerechnet werden. Zieht man in Betracht, dass der weltweit sich verändernde Zeitgeist und das allgemeine Lebensgefühl eine Häufung von ästhetischen Leistungen provozieren, dann ist es umso verwunderlicher, warum in Deutschland die Entwicklung gebremster oder sogar rückläufig ist im Vergleich mit den benachbarten Ländern. Eine Erklärung erscheint an dieser Stelle schwierig und muss multifaktoriell in traditionellen deutschen Werten sowie in den sozialen Verhältnissen begründet sein. Tatsache ist jedoch, dass es nicht sinnvoll ist, in Deutschland vor einem Schönheitswahn zu warnen, wenn die Zunahme von Eingriffen weit hinter denen der Vergleichsländer zurückbleibt beziehungsweise sich die Veränderung der Gesellschaft in Deutschland kontrollierter und bewusster vollzieht. Setzen die Verfechter der These vom Schönheitswahn diese auch noch dem Begriff des Jugendwahns gleich, dann darf das nicht unkommentiert stehen bleiben.

Die häufigsten ästhetischen Eingriffe in Deutschland:

1. Faltenunterspritzungen
2. Botox-Injektionen
3. Fettabsaugung
4. Lidstraffung
5. Brustvergrößerung
6. Brustverkleinerung
7. Nasenkorrektur
8. Bauchdeckenstraffung
9. Ohrkorrektur
10. Bruststraffung
11. Facelifting

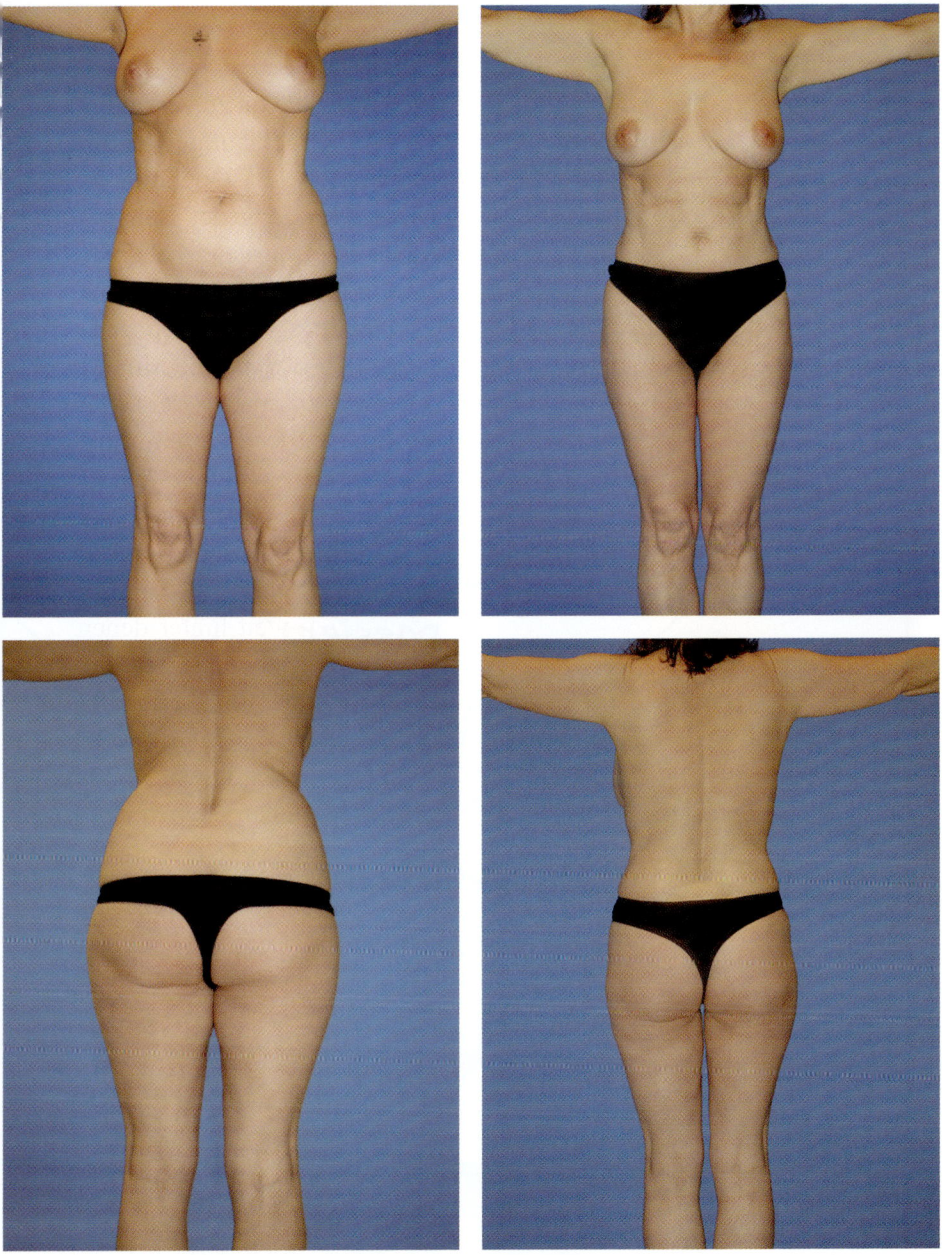

Das linke Bilderpaar zeigt den Ausgangsbefund einer 50-jährigen Patientin mit den typischen, altersbedingten Fettgewebsumverteilungen, die sich unabhängig von der Lebensführung beim Menschen vollziehen. Das rechte Bilderpaar zeigt die Patientin mit 52 Jahren nach zwei Behandlungen. Die korrigierten Proportionen beschreiben nicht nur ein verbessertes optisches Bild, auch die Funktionalität des Bewegungsablaufes erlaubt ein normalisiertes Gangverhalten, da die Patientin sich nicht mehr um die oberen inneren Oberschenkelpolster herum bewegen muss und somit einen entenartigen Gang automatisch vermeidet.

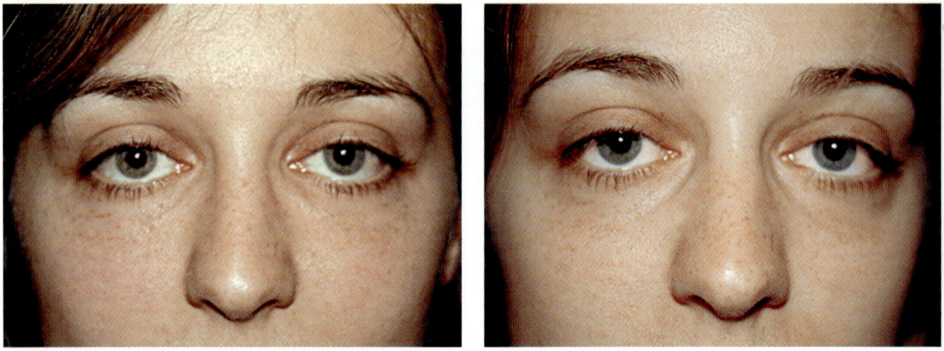

Augenringe sind Zeichen der Ermüdung und Abgeschlagenheit. Die glatte Annäherung der Wange zum Unterlid ohne Augenringe ist eines der wesentlichsten Merkmale von Schönheit, die ebenfalls Gesundheit und wache Aufmerksamkeit suggerieren.

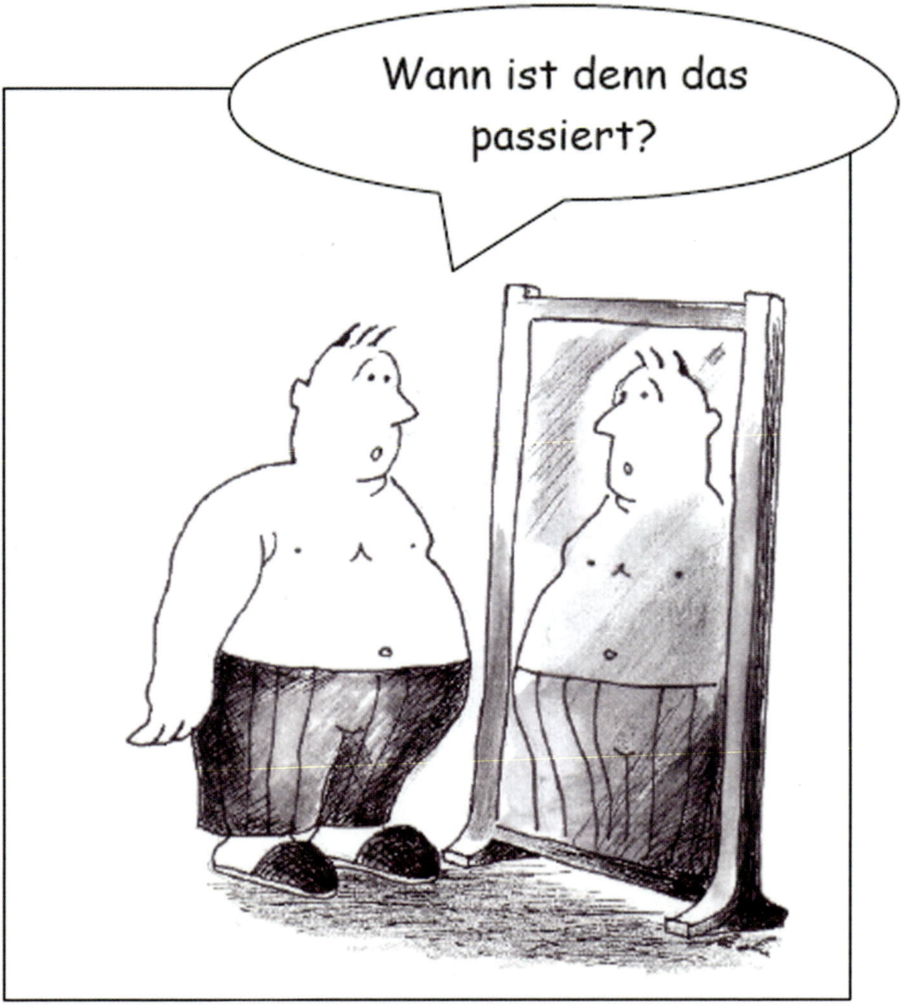

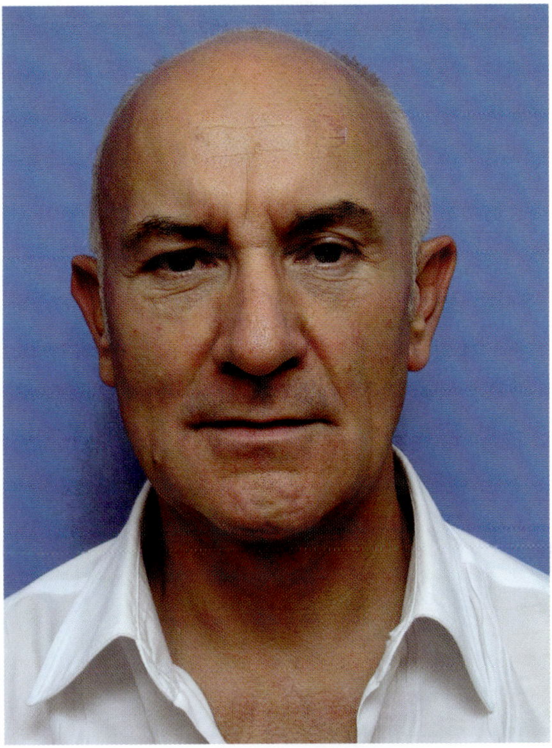

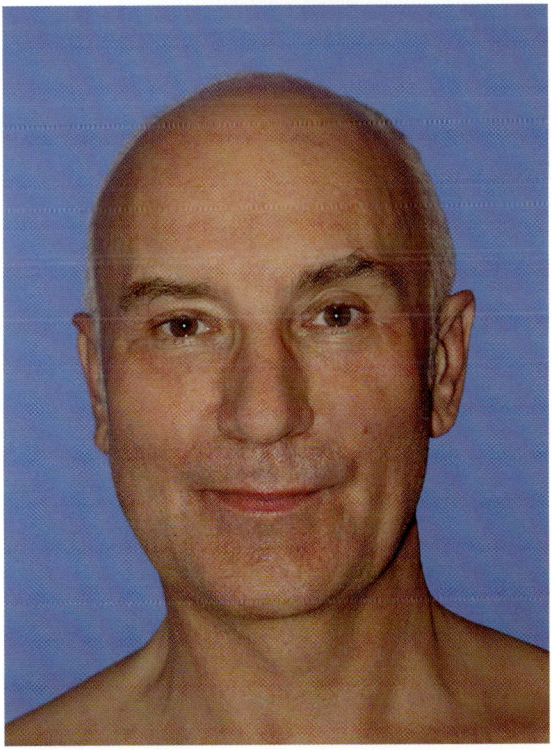

Harmonisierung eines männlichen Gesichts: Der charakterstarke Ausdruck des oberen Bildes entsprach nicht der Wesensart des Betroffenen, der sich in seinem Erscheinungsbild mehr Harmonie, Liebe und Freundlichkeit wünschte. Das untere Bild zeigt den Zustand nach einer Eigenfetttherapie im Bereich beider Wangen, einem Oberlidlifting und einer Ohranlegeplastik. Zusätzlich wurden Weichteilunterspritzungen sowie eine Behandlung mit Botulinumtoxin A durchgeführt. Die Entfernung des Muttermals am rechten Mundwinkel rundet das harmonisierte Ergebnis ab.

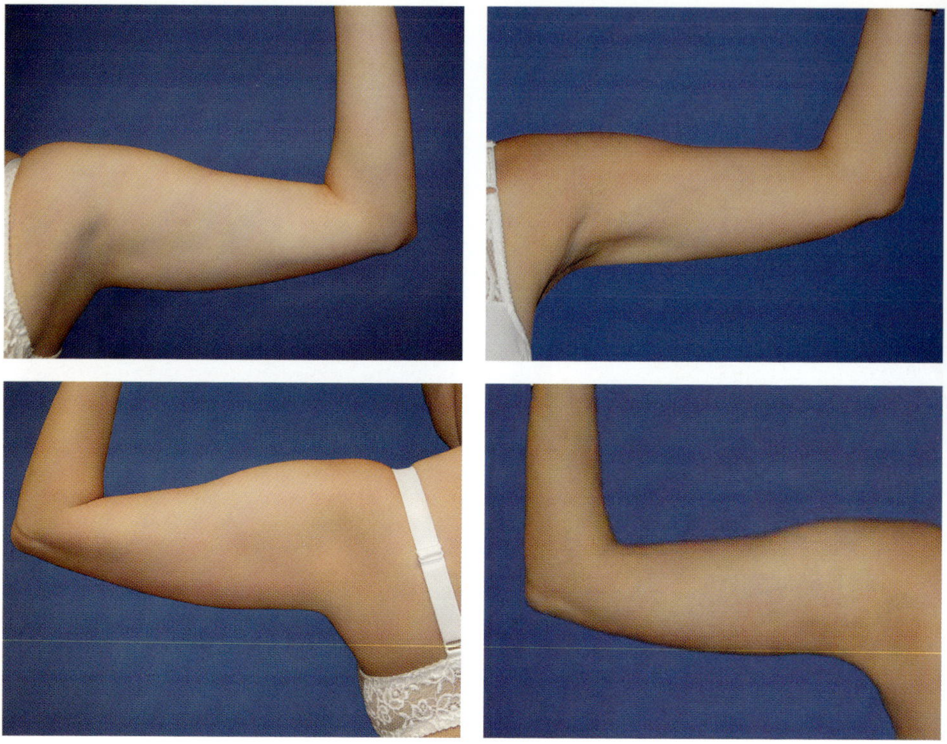

Körperformung im Bereich der Oberarme: Eine teilweise dramatische Umfangsverringerung ist ohne Hautentfernung, also ohne größere sichtbare Narben, in den meisten Fällen möglich.

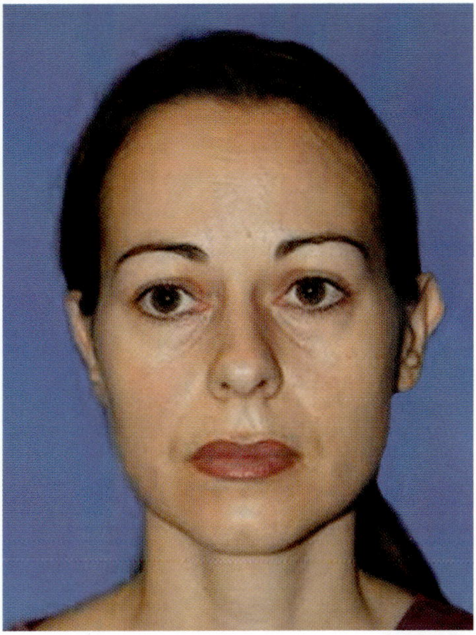

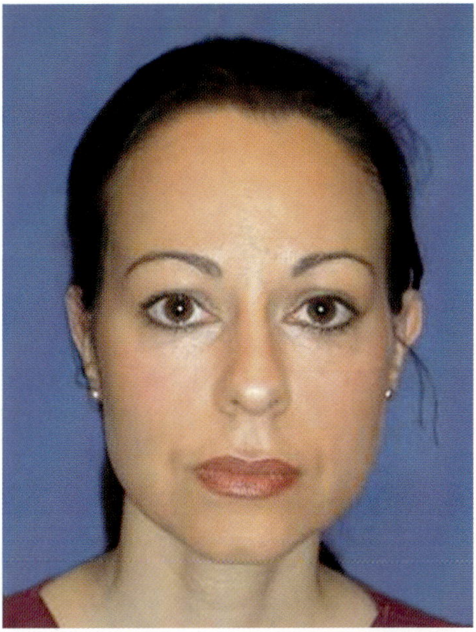

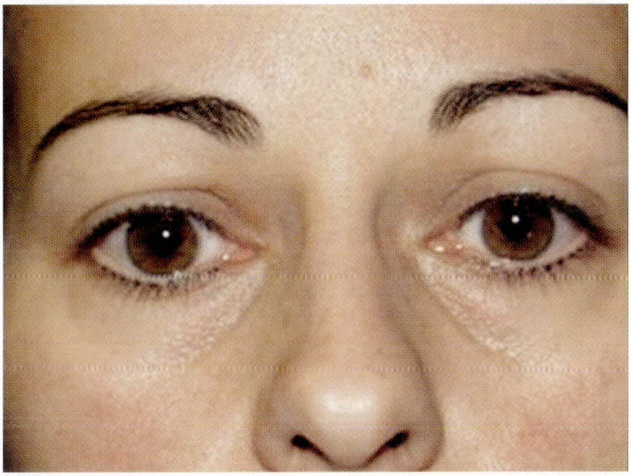

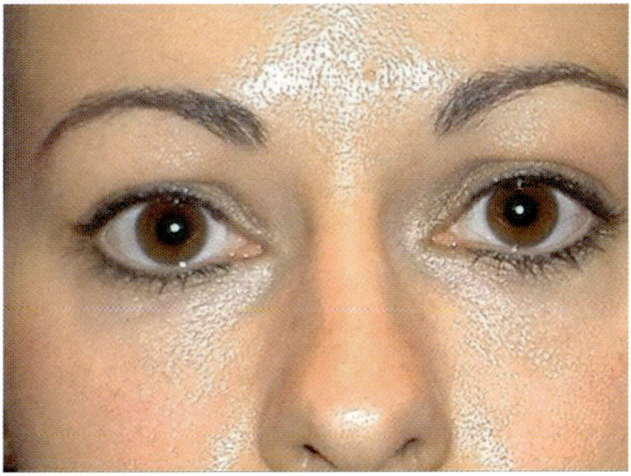

Behandlung von Augenringen und des Mittelgesichts mit Eigenfett. Die Optimierung des ästhetischen Erscheinungsbildes wächst zunehmend mit jeder Behandlung, ohne dass es vom sozialen Umfeld des Patienten wahrgenommen werden würde.

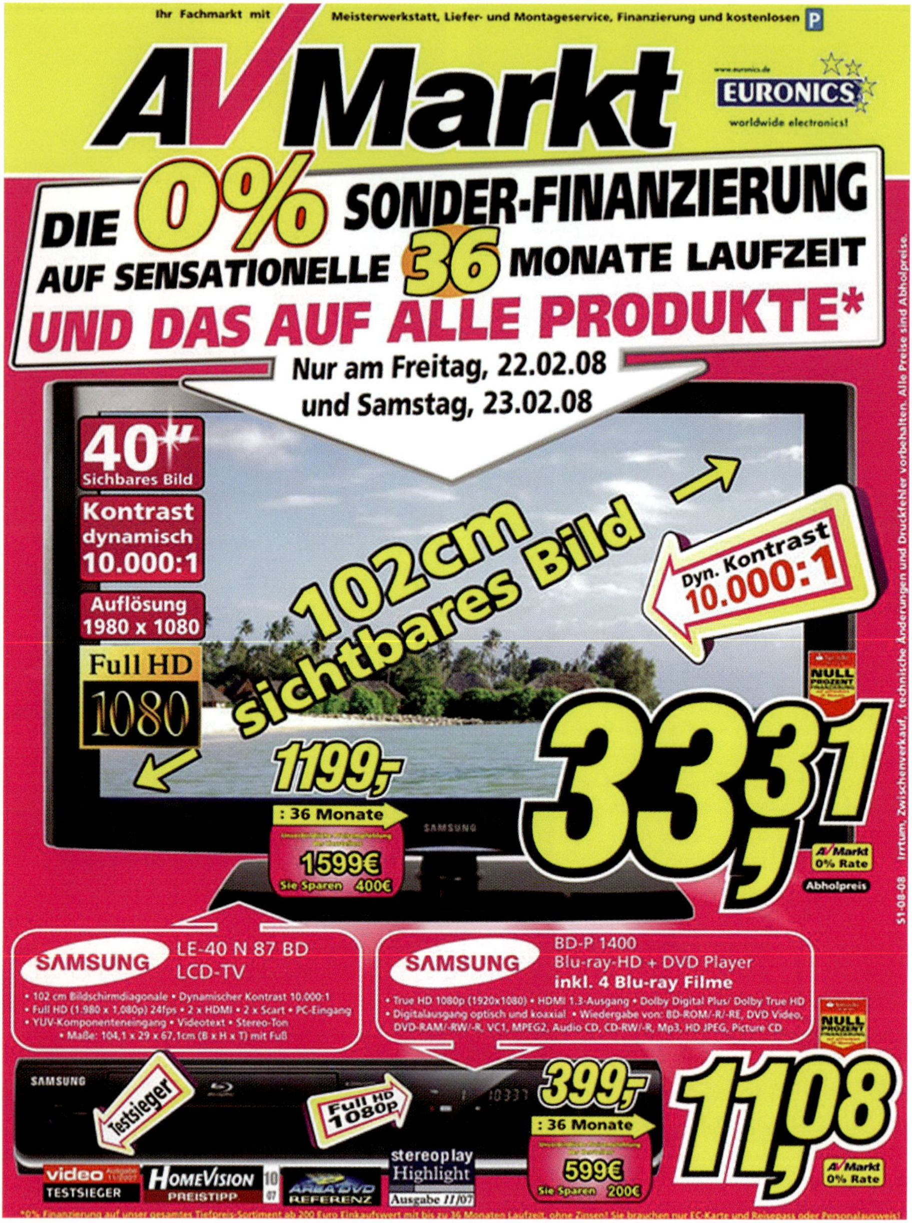

Erfolgreiches und perfekt umgesetztes Beispiel einer in der Elektronikbranche legitimen inflationären Werbung

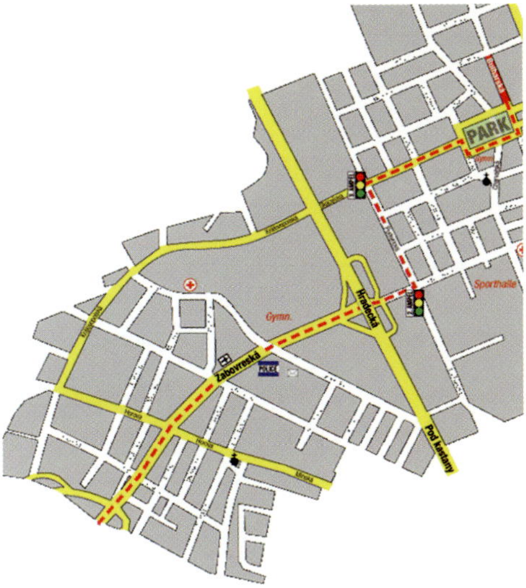

Verfahren	Preis ab (EUR)*	Preis bis (EUR)*
Augenbrauenanhebung	158,-	632,-
Bauchstraffung (Abdominoplastik)	277,-	1.778,-
Beautical, Bio-Alcamid, Artecoll, Dermalive (Polyakrylate)	316,-	
Behandlung von Krampfadern in den Beinen	20,-	790,-
Beschneidung	237,-	
Blepharoplastik (Augenlidkorrektur)	198,-	869,-
Brustrekonstruktion	395,-	
Bruststraffung (Mastopexie)	593,-	1.185,-
Brustvergrößerung (Mammaplastik)	553,-	2.686,-
Brustverkleinerung	711,-	1.387,-
Chemisches Peeling (Chemische Abschälung)	15,-	249,-
Chronischer Schnupfen	8,-	119,-
Dammplastik (Perineoplastik)	711,-	
Dauer-Make-up	40,-	273,-
Dermabrasion	4,-	593,-
Endermologie - Heilung der Cellulitis	36,-	
Entfernung erweiterter Äderchen per Laser	14,-	198,-
Entfernung von Hautauswüchsen per Laser	12,-	395,-
Entfernung von Hautauswüchsen und Muttermalen	8,-	53,-
Entfernung von Tätowierungen	2,-	1.185,-
Esthelis, Restylane, Juvéderm, Surgiderm, Teosyal, Matridex, Matridur (Derivate der	40,-	474,-
Facelift (Gesichtsstraffung), SMAS Facelift	474,-	2.350,-
Fadenlifting	237,-	1.501,-
Genitaloperation männlich	237,-	632,-
Gesichtsimplantate	198,-	533,-
Gynäkomastie (Vergrößerte männliche Brustdrüsen)	198,-	790,-
Haarentfernung durch Laser	8,-	711,-
Haartransplantation	2,-	3.950,-
Hautverjüngung mittels Lichttechnologien (Photorejuvenation)	2,-	1.185,-
Heilung übermäßigen Schwitzens durch Botulin	32,-	790,-
Hohlwarzen	79,-	
Injektions-Lipolyse	40,-	395,-
Injizierbare Füllstoffe	12,-	988,-
Intragastrale Implantation eines Magenballons BIB (BioEnterics Intragastric Balloon - Programm)	1.185,-	
Keramikschalen für Zähne	13,-	
Keramische Kronen und Brücken	10,-	304,-
Klassische Liposuktion	99,-	549,-
Kohlendioxid-Therapie	8,-	
Laparoskopische Magenbandage	3.950,-	5.135,-
Laserbehandlung von Akne	2,-	1.580,-
Liposuktion - Fettabsaugung	99,-	1.955,-
Lippenkorrektur	158,-	1.027,-
Mesotherapie (Revitalisierung von Gesicht, Hals, Dekolleté und Händen)	40,-	553,-
Mikrodermabrasion	79,-	
Nadel-Epilation	8,-	40,-
Narbenbeseitigung per Laser	2,-	1.185,-
Narbenkorrektion	2,-	316,-
Nasenkorrektur - Rhinoplastik	237,-	1.264,-
Nicht-invasive Liposuktion - Gerät Accent	59,-	356,-
Nicht-invasive Liposuktion - UltraContour	79,-	
Nicht-invasive Liposuktion - UltraShape	593,-	
Nichtchirurgische Faltenbehandlung - Botox	40,-	395,-
Ohrkorrektur (Otoplastik)	119,-	593,-
Plastische Oberschenkel- und Armoperation	356,-	1.185,-
PMS/Silikonöl	257,-	
Pokorrektur	395,-	1.185,-
Radiesse (Calcium hydroxyapatit)	198,-	533,-
Rekonstruktion des Jungfernhäutchens (Hymenoplastik)	593,-	
Schamlippenkorrektur (Labioplastik)	237,-	790,-
Scheidenplastik (Vaginoplastik)	474,-	
Schlauchmagen-Operation	3.160,-	3.950,-
Schnarchbehandlung	257,-	435,-
Stirnstraffung (Brauenstraffung)	395,-	1.185,-
Therapie mithilfe des biostimulativen Lasers	6,-	
Tumeszent-Liposuktion	632,-	1.106,-
Ultraschall-Liposuktion	395,-	

Beispiel einer für den medizinischen Bereich inflationären Werbung, die sämtliche Interessenten kritisch hinterfragen und prüfen sollten

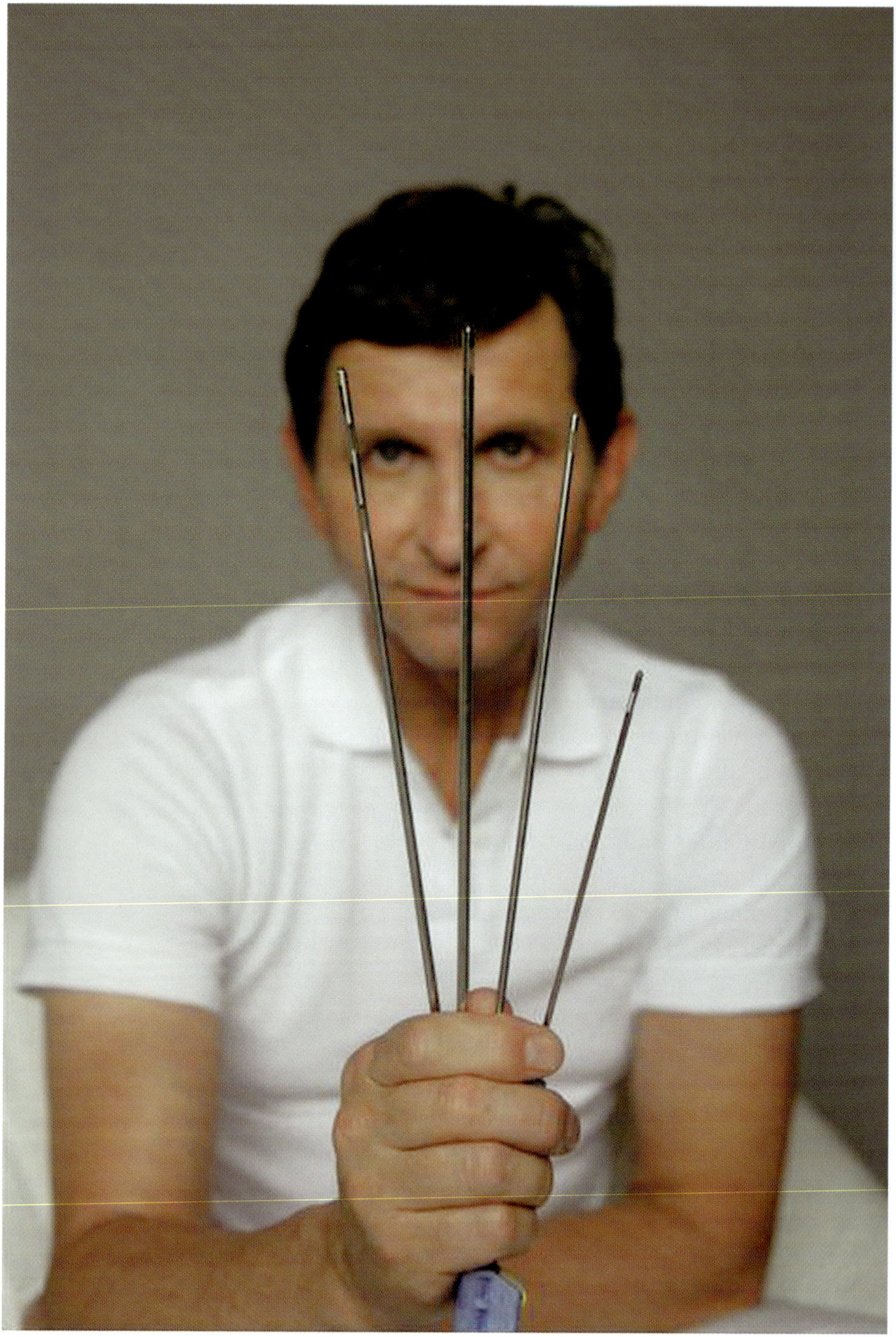

Auf die richtige Kombination kommt es an: Erfahrung des Arztes, Qualität und Ausstattung des Standortes, die Motivation und Mitarbeit des Patienten und die allseitige Liebe für das Behandlungsziel.

Die Länder mit den meisten Schönheitsoperationen:

1. USA
2. Mexiko
3. Brasilien
4. Japan
5. Spanien
6. Deutschland

Von Kollegen und Konkurrenten im weißen Kittel

Das Kollektiv der ästhetisch-medizinisch tätigen Ärzte teilt sich in mehrere Lager. Da sind einmal die plastischen Chirurgen, die an einer städtischen oder staatlichen Klinik arbeiten. Dann gibt es die niedergelassenen plastischen Chirurgen oder Fachärzte mit eigener Praxis oder Klinik. Sie sind auch in unterschiedlichen Fachverbänden organisiert. Es gibt die, die exponierte Stellungen einnehmen – auch in der Presse –, und die, die Mitläufer sind. So ist es kein Wunder, dass so manche »Kollegen« aus Neid oder Missgunst schlecht über andere reden oder ihnen auch aktiv zu schaden versuchen. Die üblen Nachreden reichen von »veroperierten« Patienten bis hin zu anonymen Anzeigen beim Fiskus. Spione werden in die »feindliche« Praxis eingeschleust.

Ein gravierender Streitpunkt zwischen den einzelnen Fachrichtungen ist auch immer noch die Frage, wer was operieren darf oder sollte. Die Fachärzte für plastische und ästhetische Chirurgie – so die neue Bezeichnung – stehen häufig auf dem Standpunkt, dass nur sie alles operieren dürften. Doch bei wem ist der Patient im Zweifelsfall besser aufgehoben – beim plastischen Chirurgen, der eher selten Liposuktionen macht, oder bei einem Dermatologen, der sich seit vielen Jahren darauf spezialisiert hat?

Eine neue Generation von Schönheitschirurgen ist offensichtlich auch der Meinung, dass nicht mehr das Vertrauen und die Mundpropaganda zufriedener Patienten sowie die Qualität der Arbeit die Karriere voranbringen. Sie glauben, dass ein PR-Agent bereits genügt. Und in der Tat habe ich manchmal das Gefühl, dass ich mich nicht mehr unter ärztlichen Kollegen befinde, sondern nur noch unter Mitbewerbern, von denen jeder Einzelne danach trachtet, sich möglichst das größte Stück vom Kuchen zu sichern.

Das heißt aber nicht, dass es keine Individualisten mehr unter uns gibt, die sich gegenseitig respektieren und mögen. Wir treffen uns weltweit auf Kongressen und Workshops, aber mit den wenigsten unterhalten wir private Kontakte. Manchmal habe ich den Eindruck, dass Chirurgen Einzelgänger sind und die Gesellschaft ihrer Kollegen sogar meiden. Dabei macht es Freude, den jüngeren zu helfen und mit den älteren Ideen auszutauschen. Hauptsächlich geht es dann um schwierige Fälle, zu denen man die Meinung des anderen hören möchte. Auch schicken wir uns gegenseitig Patienten, beispielsweise um eine zweite Meinung einzuholen, oder für einen Eingriff, den man selbst nicht durchführt.

Klinikzentrum oder Einzelpraxis?

Ich glaube, es ist bei dieser allgemeinen Diskussion über die Fachbereichsquerelen am ehesten geholfen, wenn man nach den Motivationsgründen forscht, die bei den Wortführern der Diskussion zu finden sind. Hierzu ist es erforderlich, die strukturelle Prägung eines Chirurgen im Vergleich mit der eines Dermatologen zu analysieren und zu verstehen. Ist der Chirurg in einem streng hierarchisch aufgebauten Umfeld groß geworden, in dem Gesetze und Anordnungen freiwillig akzeptiert und mit Überzeugung gelebt werden, so ist die Welt der dermatologischen Weiterbildung von anderen Faktoren bestimmt. Prägende Elemente wie pseudopsychologische Notfalltherapien von Müttern mit an Neurodermitis erkrankten Kindern und die kontinuierliche Auseinandersetzung mit Patienten, die mit ihrem Hautorgan im Konflikt stehen, ergeben für den Dermatologen neben der rein fachlichen Weiterbildung ein variiertes, die Persönlichkeit prägendes Bild. Der Chirurg wird im Durchschnitt einen anderen Zugang zum Patienten suchen beziehungsweise finden, was die erfolgreiche Patientenakquise im ästhetischen Bereich nicht unbedingt vereinfacht. Weiterhin kommt erschwerend hinzu, dass ein ästhetischer Patient nicht primär die innere Überzeugung hat, dass ein ausgedehntes Lifting die erste Maßnahme sei für die Lösung seiner Probleme. Das wiederum führt dazu, dass der ästhetisch-plastische Chirurg sich mit einer verhältnismäßig kleinen Patientenanzahl auseinandersetzen muss. Unter Berücksichtigung des wirtschaftlichen Drucks muss man Verständnis für eine mögliche Nervosität aufbringen, die manche Kollegen verspüren müssen. Doch mit dem Gefühl der blankliegenden Nerven verliert die Schönheitschirurgie schnell an Attraktivität und Glamour.

Andere Fachgebiete wie zum Beispiel die Dermatologie haben mehrere entscheidende Vorteile. Die durch das Fachgebiet auf natürliche Weise generierte Patientenklientel baut sich mit hoher Frequenz ohne größeren zusätzlichen Aufwand als ein ästhetisch orientiertes Patientenkollektiv auf. Dieser Pool könnte bei einer bestehenden Kooperation zwischen Dermatologen und plastischen Chirurgen ideal genutzt werden, um ein regional mit gutem Ruf versehenes ästhetisches Zentrum zu etablieren. Dazu sind sicherlich viel Aufklärung und gegenseitige Kommunikation zwischen den verschiedenen Vertretern der einzelnen Fächer erforderlich, bis dies eines Tages flächendeckend umgesetzt wird.

Qualitätssicherung

Dieser Wunschgedanke leitet über zu der Frage der zukünftigen Qualitätssicherung. Nach Klärung der Fragen, welcher Standard im Spezialbereich das Niveau vorgibt, stehen die Fragen nach Ausbildung und Kompetenz im Vordergrund. Wie bereits in der Einleitung zu diesem Kapitel ausgeführt wurde, ist die ästhetische Medizin fast traditionell unterschätzt worden. Heute sind in diesem Bereich der Medizin neben den beiden genannten Gruppen – Dermatologen und plastische Chirurgen – auch die ästhetisch spezialisierten Ophthalmologen, die Gynäkologen, die Hals-Nasen-Ohren-Ärzte sowie Mund-Kiefer-Gesichts-Chirurgen tätig. Das bedeutet, dass es nicht sinnvoll erscheint, wenn ein Arzt oder eine Fachgruppe sich als omnipotent präsentiert. Dann hätten wir nichts dazugelernt!

Aber wie sieht nun die Umsetzung von Leistungen in den entsprechenden Zentren aus? Besteht eine Spezialisierung in einem Teilbereich der Ästhetik, dann wird die Nachfrage an diesem Ort andere Fragestellungen aufwerfen. Wie soll beispielsweise mit Behandlungsnachfragen umgegangen werden, wenn über einen noch nicht ausreichend hohen Erfahrungshintergrund verfügt wird? Soll man den Patienten dann wegschicken? Wer würde das wirklich tun und auf den damit verbundenen Umsatz verzichten? Um einer solchen Zwickmühle zu entgehen, ist es optimal, für alle wesentlichen Indikationsstellungen den entsprechenden Spezialisten im Team zu haben. Unter diesem Aspekt liegt ein klarer Vorteil im Bereich der Kliniken im Vergleich zu der Einzelpraxis. Sofern der spezialisierte Niedergelassene sich auf das Gebiet seiner Expertise beschränkt, hat er den Vorteil einer schlanken Organisationsstruktur. Der Nachteil für große Unikliniken ist, dass sie keine primäre Anlaufstelle für ästhetische Fragestellungen sind. Das bedeutet, dass sie einen Meinungsbildner mit größerem Bekanntheitsgrad brauchen, um die universitären Einrichtungen mit ästhetischen Patienten zu füllen.

Abkehr vom Beauty-Shopping

Die Wahrheit ist, dass wir eine Gesellschaft haben, in der sich der Mensch, gerade wenn es um das Aussehen geht, leicht von schnellen Erfolgen und von Versprechungen verführen lässt, zu mitunter sogar radikalen Veränderungen. Amerikanische Realityshows wie »Extreme Makeover« oder »The Swan« machen es vor. Sie zeigen bis ins Detail die unglaublichsten Verwandlungen mit Hilfe der Chirurgie und schüren falsche Visionen mit teilweise völlig unrealistischen Hoffnungen. MTV hat mit »I want a Famous Face« eine andere, völlig absurde Option eröffnet. Dort unterziehen sich junge Menschen in ihren Zwanzigern den verschiedensten Eingriffen von Kinnimplantaten bis hin zu Brustvergrößerungen, um wie ihr berühmtes Vorbild auszusehen. Julia Roberts, Britney Spears und sogar Elvis Presley waren unter den »Schnittvorlagen«.

Solche Entgleisungen haben unserer Branche mehr geschadet als geholfen. Viele haben danach als logische Konsequenz auf die Chirurgie als »Soap Opera« herabgesehen und die Nase darüber gerümpft. Doch obwohl die Ergebnisse der ästhetischen Medizin sich auf der menschlichen Oberfläche abspielen, sind die damit verbundenen Eingriffe alles andere als oberflächlich. Das wird oft missverstanden. Ich erinnere mich an zwei Frauen, gute Freundinnen, die sich bei mir Fett absaugen ließen. Sie sagten mir, dass sie drei Tage nach der Operation einen großen Ball besuchen wollten. Ich entgegnete ihnen, dass das unmöglich wäre. Sie taten es trotzdem, und hinterher ging es ihnen richtig schlecht. Viele Leute können das Ausmaß eines ästhetischen Eingriffs eben erst ermessen, wenn sie es an sich selbst erlebt haben.

Aufklärungen und Einführungen in die Thematik stellen einen besonderen Moment im Gesamtprozess einer ästhetischen Behandlung dar. Da der Patient in den allermeisten Fällen Laie ist, aber dennoch derjenige, der die Entscheidung trifft, ob eine Behandlung oder Operation durchgeführt wird, ist es erforderlich, ihn so gut es geht aus dem Laienstatus in die erforderliche Kompetenzebene zu heben. Erst dann wird er in der Lage sein, seine Entscheidung mit größtmöglicher Rationalität herbeizuleiten und zu begründen. Genau an diesem Punkt liegt die Gefahr der unethischen Manipulation des Patienten durch einen Arzt. Denn genau in diesem Moment wird bestimmt, was auf welche Weise geschieht. Da der Patient sich bereits als ästhetiksensibles Zielobjekt offenbart hat, bietet er eine breite Angriffsfläche für übermotivierte Verkaufsgespräche sowie für pseudonotwendige Zusatzleistungen, die den eigentlich sinnvollen Teil einer Behandlung begleiten. In diese Schublade gehört das Beispiel vom überteuerten Anästhesisten, der mit einem ästhetischen Mediziner zusammenarbeitet. Ist erst einmal die Entscheidung für eine Operation aufseiten des Patienten gefallen, wird auch ein Anästhesist mit einer zunächst nicht transparenten, überteuerten Rechnung das Gesamtprojekt nicht mehr zum Scheitern bringen. Eine Situation, die wahrscheinlich an Vielschichtigkeit kaum zu überbieten ist und Grundlage für endlose Diskussionen bietet.

Lernen Sie, Verkaufstricks zu durchschauen

Weiß der »Verkäufer« um die Motivation seines Patienten, steht dieser sozusagen nackt da und braucht eigentlich Schutz vor demjenigen, dem er sein Vertrauen schenkt. Insofern wäre es vom Patienten wünschenswert, wenn er seinen Arzt genauso auf seine Verkaufstüchtigkeit abklären und prüfen würde. Ein Beispiel, das ich an dieser Stelle zur Verdeutlichung anführen möchte, ist eine Gesprächstechnik, die auch in anderen Lebensbereichen wichtig ist und angewendet wird:

Der Verkäufer stellt sein Produkt vor, preist es an und erklärt die entscheidenden Vorteile, warum man sich dafür entscheiden soll. Ist keine spontane Entscheidung des Kunden zu verzeichnen, wird das Gespräch vertieft. Hierbei werden bewusst Fangfragen in die Gesprächsrhetorik integriert, die mit künstlichen Pausen versehen sind. Übernimmt der Kunde dann den vom Verkäufer konzipierten Gedankengang, ist die Wahrscheinlichkeit groß, dass er innerlich bereits die Kaufentscheidung getroffen hat. Nimmt der Verkäufer dies auf, kann er in der Preisgestaltung einen höheren Betrag ansetzen und trotzdem in den meisten Fällen zum Erfolg kommen.

Diese Facetten sind letztlich entscheidend, warum viele Gesetze der normalen somatischen Medizin in der ästhetischen Medizin anderen Interpretationen und Effekten ausgesetzt sind. Auch von pauschalen Lockangeboten, die die Brustvergrößerung zum Dumping-Pauschalpreis anbieten, darf man sich nicht blenden lassen. Das sind nie die Endpreise, die der Patient letztendlich bezahlt, denn zu so einem Niedrigpreis ist diese Leistung in Deutschland nicht wirtschaftlich umzusetzen.

Pfusch beim Schönschneider

Ein Thema, das immer wieder für Schlagzeilen sorgt. Der Grund? Man darf die These aufstellen, dass in Deutschland nicht ausreichend hierfür qualifizierte und erfahrene Ärzte Schönheitsoperationen durchführen. Ist ein Eingriff schiefgegangen, kann man zwar bei einem anderen Arzt nachbessern lassen. Aber das ist mit weiteren Kosten für den Betroffenen verbunden. Bei zivilrechtlichen Klagen sind die Erfolgsaussichten wegen verpatzter Schönheitsoperationen mit 50 Prozent allerdings vergleichsweise gut. Dafür muss jedoch zuerst von einer Gutachterkommission der Ärztekammer geprüft werden, ob der Operateur gegen die Regeln der ärztlichen Kunst verstoßen hat. Ist dies nicht der Fall, wird ermittelt, ob eine Verletzung der Aufklärungspflicht vorliegt. Denn es reicht sicherlich nicht, dem Patienten vor der Operation ein Merkblatt in die Hand zu drücken. Es muss eine rechtzeitige und umfassende Aufklärung über alle Risiken und Nachteile des geplanten Eingriffs stattgefunden haben. Sollte jemand vor der Operation einen Verzicht auf spätere Regressansprüche unterschrieben haben, was in manchen Praxen verlangt wird, hat das juristisch nur eingeschränkte Gültigkeit. In den meisten Fällen wird zum Schluss vor Gericht ein Vergleich erzielt. Trotzdem ist der Patient immer der Verlierer, denn es kostet viel Zeit und Energie, und vor allem mindert ein verpfuschter Eingriff deutlich die Lebensqualität. Außerdem wird das unschöne Problem vor Dritten ausführlich breitgetreten, was der angeschlagenen Psyche des »veroperierten« Patienten auch nicht gerade hilft. Schon aus diesem Grund ist es wichtig, sich nur einem erfahrenen und qualifizierten Operateur anzuvertrauen.

Das Schicksal eines »Veroperierten«

Von einer wahren Odyssee berichtet Ingeborg T. aus Frankfurt: »Alles begann mit Falten auf der linken Gesichtshälfte, die von Tag zu Tag mehr wurden. Daraufhin suchte ich eine Hautärztin in Oberursel auf, die diese Veränderung auch sehr merkwürdig fand. So begannen sehr viele Untersuchungen bei verschiedenen Ärzten. Die Diagnose lautete: Hemiatrophia faciei, Romberg-Syndrom mit einem ›en coup de sabre‹ der Stirn. Die Hautärztin schickte mich noch zur Feststellung der Ursache an die Uniklinik Frankfurt. Man konnte dort aber nichts finden. Mittlerweile war meine eine Gesichtshälfte schon total eingefallen. Ich traute mich kaum noch unter Menschen. Einkaufen, zur Arbeit zu gehen war für mich eine Horrorvorstellung geworden. Jeder sah mir ins Gesicht auf meine eingefallene Gesichtshälfte. Mein Selbstbewusstsein und meine Lebensqualität schwanden. Diese Gefühle kann sich ein Mensch, der noch nie solche Probleme hatte, einfach nicht vorstellen.

Die Hautärztin füllte den Defekt mit Zyplast (Kollagen) auf. Nach kurzer Zeit bildeten sich viele Knoten, und das Zyplast baute sich auch wieder ab. Ich beschloss, einen plastischen Chirurgen in Frankfurt aufzusuchen. Auch hier war nach einigen Sitzungen mit Fettabsaugen und dem Einfüllen von Fett in die eingefallene Gesichtshälfte kein großes Ergebnis zu sehen. Nur eine Delle vom Fettabsaugen hatte ich jetzt auch noch am Bauch. So begab ich mich nun zu einem sehr bekannten Arzt nach Süddeutschland. Dieser Mann wirkte auf mich selbstherrlich und interessierte sich nicht besonders für die Probleme seiner Patienten. Er füllte meine Gesichtshälfte mit New Fill auf. Der Befund bildete sich auch wieder schnell zurück, verschwand aber nicht ganz.

Dann bekam ich vom Gutachter meiner Krankenkasse die Adresse der Rosenparkklinik, was sich als Glücksfall herausstellte. Dr. Sattler erklärte mir einen Versuch, bei dem das Gewebe in der Gesichtshälfte erst einmal gelockert wurde. Danach wurde mir Fett abgesaugt und im Gesicht eingebracht. Das Ergebnis war einfach nur toll. Das Fettabsaugen war wunderbar gemacht, und die Gesichtshälfte wurde auch immer besser. Ich habe heute mein Selbstbewusstsein und meine Lebensqualität wiedergefunden. Es ist ein unbeschreibliches Gefühl, wenn man nach so einer Odyssee endlich an sein Ziel gelangt ist.«

»Missbrauchte« Patienten

Fast alle Patienten haben ein Motiv für den ästhetischen Eingriff, den sie wünschen. Oft liegt es in einem Schlüsselerlebnis wie Tod, Scheidung oder Verlassenwerden. Andere haben lange Zeit einen Elternteil gepflegt und wollen nun endlich mal etwas für sich tun. Viele erscheinen zum ersten Beratungsgespräch mit dem Partner. Irgendwann kommen sie dann alleine wieder und berichten, sie hätten sich von ihrem Freund/Ehemann getrennt und wollten jetzt den Eingriff vornehmen lassen. Das sind Menschen, die sich selbst bejahen. Sie wünschen in der Regel keine Generalüberholung, davor haben sie sogar eher Angst, sondern nur eine Verbesserung. Ein Mensch, der sich nach einer Operation als ein anderer im Spiegel sieht, gerät in einen starken Konflikt. Er muss sich auch sozial neu einbetten mit allen Schwierigkeiten, die damit verbunden sind. Und genau das ist sicher nicht primär gewollt von jemandem, der beschließt, seine Attraktivität zu steigern. Genau dieses Sich-nicht-Wiedererkennen liefert auch die Konflikte, an denen sich Arzt und Patient überwerfen können. Das sind die Fälle, die dann in die Presse gelangen.

Bei einem ästhetischen Eingriff kommen viele Facetten zum Tragen. Vonseiten des Patienten, aber auch vonseiten des Arztes werden Vorstellungen und Wünsche eingebracht, oft ohne sie deutlich zu artikulieren. Zwischen den jeweiligen Ergebnissen können Welten liegen. Der auf diese Weise »missbrauchte« Patient ist verärgert – und das zu Recht, denn die Bringschuld liegt in erster Linie beim Arzt. Er muss dem Patienten sein operatives Vorhaben und das zu erwartende Ergebnis genau darlegen.

Dr. Joram Levy, geschätzter Kollege und plastischer Chirurg aus Garmisch-Partenkirchen, nennt es immer »das Tal der Tränen«, durch das ein Patient geht, wenn er sich 14 Tage nach einem größeren Eingriff im Spiegel betrachtet. Wenn er glatte, hübsche und jugendliche Attribute in seinem Gesicht sieht, aber die Falten immer noch da sind. Bis seine Umgebung sich an das neue Gesicht gewöhnt hat, kann das mitunter richtig hart sein und nichts zu tun haben mit den schönen Vorher-Nachher-Fotos, die man in Magazinen sieht und die die Ärzte auf ihren Kongressen vorzeigen.

Bei aller kollegialen Akzeptanz geht es immer um das einzelne Individuum, und dieses wird oft einfach ethisch abgeschlachtet. Da gruselt es mich. Denn die Würde des Menschen ist das Höchste, was wir haben. Hier darf sich niemand, auch kein Arzt darüberstellen, nur weil er vielleicht das Aussehen des Patienten ein wenig optimieren kann.

Mündige Patienten und (un-)mündige Ärzte

Ich will nicht Richter sein der anderen, obwohl ich unglücklich bin über viele Situationen. Doch gerade deshalb sollte man nicht aufhören, die Patienten zur eigenen Mündigkeit aufzufordern. Sie müssen von der Abhängigkeit loskommen, die ihnen oftmals von der Person im weißen Kittel suggeriert wird. Unfassbar finde ich die Vorgehensweise eines amerikanischen

Kollegen, der seine Patienten mit voller Absicht 15 Minuten in einem Spiegelraum warten lässt, um sie dann mit den Worten zu begrüßen »you look awful« (»Sie sehen schrecklich aus«). Aus einer solchen Erniedrigung kann nichts Positives entstehen. So eine Taktik ist auch dann noch zweifelhaft, selbst wenn das spätere OP-Ergebnis stimmt. Deshalb sollte sich jeder Patient vorher genau überlegen, welchen Weg er gehen will.

Immer wieder werde ich danach gefragt, welche Honorargrößen in der ästhetischen Medizin legitim sind. Wenn die Leistung nicht stimmt, dann sind hohe Preise nicht gerechtfertigt. Wird die angebotene Leistung gehalten, muss der entsprechende Aufwand bezahlt werden. Abzulehnen finde ich eine Preisgestaltung, die sich nach der Marke des Wagens richtet, mit dem der Patient vor der Praxistür parkt. Das ist weit entfernt von dem, was ethisch vertretbar ist. Gerade bei labilen Persönlichkeiten kann das mitunter ungeahnte Folgen haben.

Die Intension des Arztes kann es auch nicht sein, die oben angesprochenen Fangfragen zu stellen, damit es zu einer Operation kommt. Das Problem, das gelöst werden will, die Indikationsstellung, muss aus der Wahrnehmung des Patienten heraus entstehen. Erst dann darf der Arzt aktiv werden.

Sitzt ein Patient vor mir, kann ich unter Umständen provokativ werden, wenn es ihm hilft, und ihn in den Spiegel sehen lassen. Aber das muss stets aus der Objektivität heraus geschehen, nicht zur Verunsicherung des Betroffenen und um für sich selbst einen Nutzen daraus zu generieren. Solche ärztlichen Verhaltensweisen verurteile ich aufs schärfste. Wer die Persönlichkeit seiner Patienten missachtet, unehrlich ist in seinem Handeln und im zwischenmenschlichen Bereich dem Anspruch nicht gerecht wird, der ist für diesen Beruf nicht reif genug. Der Ehrlichkeit und Vollständigkeit halber muss man allerdings auch sagen, dass man als Arzt bei manchen Patienten schon tief durchatmen muss, um nicht zu schnell an die eigenen Grenzen zu gelangen.

Aus wirtschaftlichen Gründen darf man sich auch nicht verleiten lassen, alles zu machen. Nach dem Motto: Wie praktisch, morgen ist der Operationssaal noch frei, und die erst 40-jährige Patientin wünscht ohnehin ein Facelifting. Führe ich den Eingriff trotz besseren Wissens durch, dass die Frau dafür eigentlich noch zu jung ist, muss ich mit diesem Gewissen leben können. Wichtiger als der ausgelastete OP ist es, zu seinen eigenen ethischen Vorgaben zu stehen und auch dem emotionalen Druck, den manche Patienten aufbauen, nicht nachzugeben.

Wo fängt die Ethik in der Ästhetik an?

Nicht selten lässt sich eine ethisch geprägte Gesprächsführung durch geschickte Rhetorik vonseiten des Arztes, aber auch seitens des Patienten auseinandernehmen, obwohl man das Gespräch im ersten Moment anders empfunden hatte. Zu empfehlen ist eine zeitliche Distanz zwischen Beratungsgespräch und Durchführung der OP. Das kann die Gefahr der Versuchung auf beiden Seiten bremsen. In Frankreich beispielsweise muss für größere Eingriffe eine Zeitspanne von vier Wochen eingehalten werden, und sogar bei Unterspritzungen mit Füllstoffen müssen einige Tage bis zur Anwendung vergehen.

Nehmen Sie Ihren Arzt ins Kreuzverhör

Wollen Sie ein neues Auto oder eine Immobilie kaufen, lassen Sie sich doch auch nicht mit den bereitwillig gegebenen Auskünften des Verkäufers abspeisen. Sie stellen jede Menge detaillierter Fragen, um eventuelle Schwachstellen aufzuspüren und damit Probleme zu minimieren, die im Nachhinein auftauchen könnten. Warum machen Sie das nicht auch bei Ihrem Arzt, den Sie sich für eine ästhetische Operation ausgesucht haben?

Was Sie schon im Vorfeld nachdenklich stimmen sollte, ist ein einzelner Arzt, der alles an Behandlungen durchführt, was das ästhetisch-medizinische Spektrum zu bieten hat. Wir sprechen hier nicht von einer Klinik, in der mehrere Ärzte beschäftigt sind, sondern vom Einzelkämpfer. Wenn ich in einem Restaurant vor einer ellenlangen Speisekarte sitze, frage ich mich auch immer: Was ist wohl die Spezialität des Küchenchefs, oder welches Gericht bereitet er besonders gerne und mit Liebe zu? Denn er kann kaum in all den vielen Speisen gleich gut sein. So ähnlich ist es meiner Meinung nach auch in der Schönheitschirurgie. Es gibt zwar viele gut ausgebildete Ärzte, die ordentliche Ergebnisse in einem breiten Behandlungsspektrum vorweisen können. Aber wirkliche Koryphäen sind sie nicht. Schaue ich zurück auf meine eigenen großen Lehrer und Mentoren während der letzten 20 Jahre, hatten sie allesamt eine eher kleine »Speisekarte«.

Fragen Sie Ihren Arzt …

… wo er seine Ausbildung gemacht hat

Viele Ärzte, die in der ästhetischen Medizin tätig sind, haben bestimmte Operationsmethoden wie Fettabsaugung oder Lasermethoden in Workshops erlernt. Am Ende gibt es darüber ein Zertifikat für die Teilnahme. Ob er tatsächlich an allen Stunden teilgenommen hat, und über die Qualität seiner Arbeit steht nichts darin. Andererseits waren moderne Behandlungsverfahren nicht Gegenstand einer Ausbildung vor 20 Jahren. Das bedeutet, dass die Mediziner mit Überblick und neuestem Wissensstand sich schon über Weiterbildungsveranstaltungen über die neuesten Methoden und Technologien fortbilden. Dies geschieht aber in einer Frequenz von etwa 20- bis 30-mal im Jahr und nicht einmal alle Jahre wieder.

… bei wem er gelernt hat

Das beste Training, das man als Arzt bekommen kann, ist, den großen Pionieren und erfahrenen Praktikern bei ihrer Arbeit über die Schulter zu schauen. Die Amerikaner nennen es Mentoring oder Preceptorship. Man lernt dabei viel über die Technik und ihre Anwendung, auch ohne selbst Hand anzulegen. Zu den nützlichsten Erfahrungen in meiner beruflichen Laufbahn gehörten beispielsweise die Demonstrationen von Dr. Yves Gerard Illouz und Pierre Fournier in Paris, beide sind große Pioniere in der Liposuktion. Zusätzlich kommen Hospitationen bei Dr. Jeffrey Klein in Kalifornien, Dr. Blugerman in Argentinien und vielen anderen Meinungsbildnern hinzu, die in jedem Fall die Interpretation der Verhältnisse weiter haben reifen lassen und mir eine deutsche Umsetzung erst möglich gemacht haben.

… wie oft er den Eingriff schon durchgeführt hat

Ärzte sind wie alle anderen Menschen auch: Sie sind darin am besten, was sie häufig tun. Von einem Chopin-Pianisten würde man auch nicht erwarten, dass er Liszt mit der gleichen Perfektion und Hingabe spielt. Wenn Sie Ihren Chirurgen fragen, wie oft er beispielsweise schon eine Gesichtsstraffung durchgeführt hat, und er daraufhin erst lange nachdenken muss, hat das nichts mit Spezialistentum zu tun. Noch schlimmer, wenn er bei der Fettabsaugung die OP-Schwester fragen muss, wo sie nach der letzten Operation die Instrumente hingelegt hat. Es ist sicher nicht falsch, dass auch Operateure gute Ergebnisse erzielen können, die die Prozedur nicht ständig praktizieren. Aber wenn ich für mich oder meine Familie nach einem Arzt-Kollegen suche, würde ich einen wählen, der über eine langjährige und große Erfahrung in der geforderten Disziplin verfügt. Wie oft soll er den Eingriff schon gemacht haben? In exakten Zahlen zu antworten ist schwierig, aber mit Sicherheit sollten es mehrere Male in der Woche sein. Aber auch hier wieder auf dic

Spezifizierung achten: Wenn jemand beispielsweise angibt, er hätte 500 Liposuktionen gemacht, kann das bedeuten, dass er in Wirklichkeit zehn Körperzonen an 50 Patienten abgesaugt hat – nämlich beidseitig Hüften, Reithosen, Knie und Fesseln sowie Bauch und Nacken. Ihre richtige Frage lautet deshalb: Wie viele Patienten waren es mit genau der Problemstellung, die auch ich habe?

… was die Komplikationen sind, die auftreten können

Komplikationen sind immer möglich, und nicht alle sind vorhersehbar. Es gibt zum Beispiel Patienten, die eine wulstige Narbe (Keloid) nach einer Operation ausbilden. Das kann der Arzt nicht im Vorfeld abklären, wenn die Neigung nicht bereits bei einer vorangegangenen Operation aufgetreten ist. Davon abgesehen, hat jeder Operateur Fälle mit Komplikationen, und er sollte offen darüber sprechen. Leider muss ich sagen, dass viele Patienten nicht aufmerksam hinhören, wenn beim Aufklärungsgespräch über potenzielle Risiken wie Infektionen oder Narbenbildung im Allgemeinen gesprochen wird. Sie denken, so etwas passiert immer nur den anderen. Besser dringt es in ihr Gedächtnis, wenn der Arzt von tatsächlichen Fällen berichtet und die aufgetretenen Komplikationen schildert. Dabei gibt es keine absolute Antwort darauf, wie viele solcher »Negativbeispiele« man als Patient tolerieren sollte, ohne hellhörig zu werden und die Qualität der ärztlichen Arbeit zu hinterfragen. Mit Sicherheit hängt es auch davon ab, wie lange der Arzt schon praktiziert und wie viele Patienten er pro Woche operiert.

Nachdem Sie Ihren potenziellen Operateur ins Kreuzverhör genommen und alles über die möglichen Risiken erfahren haben, sollten Sie sich fragen: Habe ich ein gutes Gefühl bei diesem Menschen? Stimmt die Chemie zwischen uns? Fühle ich mich bei ihm sicher und gut aufgehoben? Der entscheidende Kommunikationsfaktor zwischen Patient und Arzt ist eine stimmige Frequenz der Sprache, die garantiert, dass man sich auch untereinander versteht. Haben die von beiden gewählten Worte dieselbe Bedeutung? Daneben sollte eine beiderseitige Sympathie das Arzt-Patienten-Verhältnis abrunden.

Zur Schönheits-OP ins Ausland?

Zum Facelifting nach Tschechien, zum Fettabsaugen nach Polen und für einen neuen Busen nach Südafrika? Der Beauty-Tourismus wird zunehmend populärer. Oft sind die Eingriffe im Ausland mehr als 50 Prozent billiger. Viele Interessierte, die sich eine Operation in Deutschland nicht leisten können oder wollen, sehen darin ihre große Chance. Ein weiteres Argument: Mitunter lässt sich die Operation sogar mit einem Urlaub verbinden. Kein Wunder, dass sich mehr und mehr Agenturen auf diese Art von Schönheitsreisen konzentrieren. Viele der ausländischen Kliniken werben auch direkt per Zeitungsanzeige und zunehmend im Internet für Operationen im Ausland. Da heißt es dann »Sie sparen bis zu siebzig Prozent in unseren tschechischen EU-Schönheitskliniken«. Es gibt sogar Angebote wie eine »Schönheitssafari in Kapstadt«. Klingt alles so einfach: Einen Urlaub buchen und mit einer schlankeren Figur oder einer Körbchengröße mehr nach Hause kommen. Und alles ganz diskret, keiner stellt hinterher neugierige Fragen.

Als problematisch ist dabei nicht unbedingt die Qualität der Ärzte zu sehen, die im Ausland operieren. Selbstverständlich gibt es auch dort gut ausgebildete und kompetente Kollegen. Vielmehr ist es so, dass die medizinische Tätigkeit, also auch ästhetische Leistungen Dienstleistungen sind, die nichts mit dem Erwerb eines konfektionierten Produkts zu tun haben. Es muss auch das biologisch-medizinische Abheilungsgeschehen nach der Operation berücksichtigt werden, das unter Umständen eine Weiterbehandlung am Heimatort nötig macht.

Prinzipiell ist die Machbarkeit eines Eingriffs beispielsweise am Urlaubsort von der Kompliziertheit des Befunds und der damit zusammenhängenden Nachbehandlung abhängig. Bei einem erfahrenen Operateur und gleichzeitig einfachem Befund ohne erforderliche Nachbehandlung kann man sich auch im Ausland operieren lassen. Beispiel: einfache Reithose, Fettabsaugung Oberschenkel außen. Abzuraten ist, wenn es sich um einen durchschnittlichen Arzt und einen komplizierteren Befund handelt, der mit hoher Wahrscheinlichkeit eine Nachbehandlung braucht. Beispiel: symmetrische Unterhautfettgewebsvermehrung am gesamten Oberschenkel (Lipödem), die in drei Sitzungen korrigiert werden muss.

Geht die Operation im Ausland schief, gibt es keine Nachbesserung, ohne dass weitere Kosten anfallen, und auch keinerlei Schadensersatz. Anders ist das in Deutschland geregelt: Hier haftet der Schönheitschirurg direkt und indirekt mit seinem Ruf für den Erfolg. Nicht selten kommt das schlechtere Ergebnis ohnehin erst dadurch zustande, dass keine richtige Nachbehandlung stattgefunden hat. Aus diesem Grund sollte sich der Patient nach einem umfangreicheren plastisch-chirurgischen Eingriff etwa zwei Wochen lang in der Nähe des operierenden Arztes aufhalten. Wird eine Nachbehandlung nötig, muss man letzten Endes doch einen Arzt an seinem Heimatort aufsuchen. Vielen Patienten, die sich in einem Billigland haben operieren lassen, ist das sehr unangenehm. Und kosten tut es auch extra.

Wer sich dennoch zu einer Operation im Ausland entschließt, sollte sicherstellen, dass er sich dort mit seinem Chirurgen ohne Probleme verständigen kann. Ferndiagnosen per Fragebogen sind in keinem Fall zu akzeptieren. Am besten verlässt man sich auch nicht auf eine einzelne Meinung, sondern lässt sich von zwei Medizinern beraten. Sollte das wegen der Entfernung schwierig sein, vereinbart man ein Vorgespräch mit einem Facharzt in Deutschland und lässt sich von ihm über den geplanten Eingriff und dessen Risiken aufklären. Das Honorar für diese Beratung ist gut investiert. Und niemals vorschnell handeln. Zwischen dem Arztgespräch und der Entscheidung zur Operation sollte man sich selbst zwei Wochen Bedenkzeit einräumen.

Damit es hinterher keine bösen Überraschungen gibt, sollte man einen Kostenvoranschlag von der Klinik verlangen. Denn auch im Ausland können zu dem OP-Preis zusätzliche Kosten für Narkose, Medikamente, Übernachtung und Verpflegung berechnet werden. Außerdem empfiehlt es sich, eine kostenlose Nachbehandlung schriftlich zu vereinbaren. Sie haben bereits Geld investiert und bekommen plötzlich ein ungutes Gefühl? Was tun? Hören Sie auf Ihre innere Stimme, und blasen Sie die ganze Aktion ab. Denn was auch passiert, rückgängig machen lässt sich keine Operation.

Der Arzt als »Trouble-Shooter«

Das Schicksal, Leidtragender einer misslungenen Schönheitsoperation zu sein, ist von Selbstschuldzuweisungen, Verstärkung von Selbstwertgefühldefiziten und der Potenzierung des unerwünschten Erscheinungsbilds geprägt. Die innere Zermürbung der Betroffenen bis zur Hoffnungslosigkeit ist für den Arzt die eigentlich neue Herausforderung dieses Behandlungsfalls. Da die Abheilzeiten der Wundheilung in dem Zeitplan eines »Trouble-Shootings« mit berücksichtigt werden müssen, ist in vielen Fällen eine akute Hilfe überhaupt nicht mehr möglich oder unvernünftig. Zu den wichtigsten Elementen in der Behandlung und Betreuung von sogenannten ästhetischen Zweitoperationen zählen der Aufbau und die Pflege einer so weit wie möglich optimalen Patienten-Compliance (Vertrauen und Mitarbeit). Das Vertrauen und eine perspektivische Hoffnung für den Geschädigten wiederaufzubauen ist teilweise wichtiger als die eigentliche chirurgische Maßnahme. Dabei besteht die größte Herausforderung darin, dem Patienten darin zu helfen, die erforderliche Geduld aufzubringen. Leider ist es aufgrund von Narbenverhältnissen oder der übermäßigen Entfernung von Gewebe nicht mehr in allen Fällen möglich, die Ausgangsverhältnisse wiederherzustellen. Gerade die durch den Ersteingriff entstandenen Narben erschweren das therapeutische Vorgehen, das dann unter anderen Vorzeichen erfolgen muss.

Ob Wiederherstellung oder Ersteingriff, das Wichtigste im Rahmen von ästhetischen Behandlungen ist und bleibt der Patient. Er ist ein äußerst empfindliches Gewächs, das sensibel und leicht verletzlich ist. Deshalb müssen alle Mediziner, die sich der Herausforderung der Schönheitschirurgie stellen wollen, gute und einfühlsame »Gärtner« sein. Nur dann können sie der wunderbar vielfältigen menschlichen Natur das schönste Erscheinungsbild verleihen. Es erfordert einen kontinuierlichen Aufwand, diese Welt der Schönheitschirurgie besser zu machen, damit es keine Verlierer (mehr) gibt. Das betrifft aber auch die andere Seite, die des Patienten. Der Gejagte darf nicht zum Jäger werden in seinem Ansinnen an den Arzt. Da aber in nächster Zukunft keine akute Reifung und Optimierung der aktuellen Situation zu erwarten sind, bleibt als Ratschlag nur die Sensibilisierung der Selbstschutzfunktion des Patienten. Zum Schutz vor dem Therapeuten, zum Schutz vor sich selbst, zum Schutz des Arztes und zum Wohl eines glücklichen und entspannten Blickes in den Spiegel. Ein Spiegel im Wandel der Zeit.

Fazit

Es wird so viel von einem OP-Boom und dem Schönheits- oder Jugendwahn in Deutschland gesprochen. Doch tatsächlich sind unsere Zahlen in der Schönheitschirurgie eher stagnierend, wenn man sie in Vergleich setzt zu denen in unseren Nachbarländern. Viele Ärzte, die im Bereich der Ästhetik tätig sind, konkurrieren untereinander – Praxen gegen Kliniken, plastische Chirurgen gegen andere Fachrichtungen. Billigangebote als Tool zur Patientenakquise im Inland. Niedrigpreise für Operationen im Ausland. Ein Dilemma, das dem Patienten eher schadet und ihn verunsichert in seiner ohnehin schon schwierigen Wahl des geeigneten Operateurs. Hinzu kommt das Beauty-Shopping im Fernsehen in Form von Soaps, die die ästhetisch-medizinische Branche zusätzlich in Verruf bringen. Für den Arzt heißt das, Verantwortung zu übernehmen für seine Branche und stärker mit den anderen an einem Strang zu ziehen. An den Patienten stellt es die Anforderung der Mündigkeit und der eigenen Sensibilisierung als Schutz vor dem Therapeuten und sich selbst.

Die Geschichte der Rosenparkklinik

Am 3. Februar 1997 wurden erstmals Patienten in dieser Einrichtung für ästhetisch-operative Dermatologie behandelt. Der damit verbundene Auftrag hatte die Absicht, Patienten – nicht Kunden! – bei einem ästhetischen Behandlungswunsch wie auch Patienten mit einer medizinisch-ästhetischen Indikation regelgerecht und adäquat zu behandeln. Der Umgang mit einem ästhetischen Patienten lässt den Unterschied der verschiedenen Erwartungshaltungen spontan spüren. Viele Jahre in der klinischen Ausbildung zeigten die Unverträglichkeit des erforderlichen Umfelds einer ästhetischen Behandlungseinrichtung mit einem Krankenhaus.

Neue Behandlungsverfahren wie die Tumeszenzlokalanästhesie, die einen überdurchschnittlichen Flüssigkeitsaustritt nach dem Eingriff bewusst provozieren, überfordern Einrichtungsmaterialien wie auch Arbeitsabläufe. In der Welt der Rosenparkklinik sollte der Patient von seinen Sorgen und Belastungen im Sinne eines umfassenden Servicegedankens befreit werden, um eine wirkliche Hilfe auf dem Weg der eigentlichen körperlichen wie psychologischen Problemlösung darzustellen.

Eingebettet in ein Altbau-Ensemble, liegt die Rosenparkklinik heute absichtlich unauffällig in einem der ältesten Wohngebiete der Stadt Darmstadt und versucht bis heute, eine gewisse Anonymität zum Schutz der Patienten zu erhalten. Man findet absichtlich keine auffälligen Beschilderungen, die denkmalgeschützte Häuserfront hat sich, abgesehen von den Effekten der kontinuierlichen Renovierungen und des Alarmlichts der Brandschutzmeldeanlage, nicht verändert.

Bewusst wurde die große Gartenfläche zu einem Rosenpark entwickelt, da die Rose als Symbol der Schönheit und Liebe für die Betreiber gilt. Auch der gesamte Garten hat mehrere nennenswerte Hintergründe. Zum einen bietet der Garten die Möglichkeit für die Patienten, sich nach dem Eingriff zu bewegen und die verschiedenen Zonen des 3000 Quadratmeter großen Gartens zu erkunden, was im Sinne der postoperativen Thromboseprophylaxe wie auch für den forcierten Abbau der Medikamente günstig ist.

Zum anderen ist aber der Garten als Symbol einer natürlichen Schönheit zu sehen. Die Mustervorlage für natürliche Schönheit wird als ein gefühltes Erlebnis beim Begehen des Gartens empfunden. Die erforderliche Pflege dieses Gartens erfordert eine ständige und intensive Aufmerksamkeit von mehreren angestellten Gärtnern und einer Gartenbaufirma aus Hannover.

Ebenso stellen die beiden Altbauvillen ein Symbol für ästhetische Schönheit und für das Arbeitsgebiet der Rosenparkklinik dar. Häuser, die bewohnt oder unbewohnt für mehrere Jahre altern, verlieren an Anmut wie auch an Funktionalität. Bei uns Menschen ist dies identisch und vollständig adaptierbar. Ein reifender, erfahrener Mensch muss sich, um seine Schönheit und Attraktivität zu erhalten, pflegen und gewisse, dem Anspruch entsprechende »Reparaturmaßnahmen« an sich durchführen lassen. Dementsprechend sehen wir diese Altbauvillen als Symbol für unsere Patienten. Mit genauso viel Hingabe und Sorgfalt wie bei der Renovierung der Häuser soll jeder einzelne Patient bis ins Detail betreut und behandelt werden, dies alles natürlich nur, sofern er dies wünscht.

Zu Beginn setzte sich das Behandlungsspektrum aus den im Bereich der dermatochirurgischen Arbeitsgebiete sich befindenden Therapien zusammen. Dazu gehören die Behandlung des Fettgewebes und die Körperformung, die Faltenbehandlung, die Therapie von Venenerkrankungen sowie die Laserbehandlungen zur Hautglättung, Entfernung von altersbedingten Hautveränderungen und so vieles mehr.

Nach relativ kurzer Zeit stellte sich jedoch heraus, dass die Herausforderung »Ästhetik« einen viel breiteren Bereich einnimmt, als zunächst angenommen. Einerseits kam es zur Einführung der Behandlungen mit Botulinumtoxin, neuen Laserverfahren, Absaugtechniken und neuen alternativen Behandlungsmethoden, andererseits formte sich die wahre Bedürfniswelt eines ästhetischen Patienten. Weitere, bis heute kontinuierlich andauernde Adaptationsprozesse versuchen dem ästhetischen Patienten immer mehr gerecht zu werden.

Heute stellt die Rosenparkklinik nach elf Jahren ihres Bestehens eine Institution dar, die über die Grenzen des deutschen Sprachraums hinaus bekannt ist. Über 50 Mitarbeiter engagieren sich ganztägig für das Gelingen der Behandlungen. Die Fachbereiche haben sich erheblich erweitert um die ästhetische Brustchirurgie, ästhetische Nasenchirurgie und den gesamten Bereich der plastischen Chirurgie. Insgesamt arbeiten, zwei Anästhesisten mit eingeschlossen, zehn Fachärzte in der Rosenparkklinik, die jeweils in ihrem Spezialbereich als einer der Meinungsbildner dieses Gebiets angesehen werden dürfen. Das angestrebte und umgesetzte Spezialistentum lässt die Rosenparkklinik als ästhetisches Kompetenzzentrum in Deutschland gelten, einen Ort, an dem Ersteingriffe mit einem hohen Erfahrungsgrad durchgeführt werden und sogenannte Zweiteingriffe (Reparatureingriffe nach misslungener Erstoperation) kontinuierlich vorgenommen werden. Hierzu erforderlich ist ein eingespieltes Team von Fachkräften, die nicht nur im ärztlichen, sondern auch in allen anderen Infrastrukturbereichen der Klinik zu finden sind. Das harmonische Zusammenarbeiten der einzelnen Leistungsträger macht diese Spezialklinik erst möglich.

Ziel der Rosenparkklinik ist es, in einem kleinen, überschaubaren Rahmen hochwertige ästhetische Medizin zum Vorteil und Schutz der Patienten durchzuführen sowie Behandlungsstrategien weiterzuentwickeln und auszubauen, damit die Welt von morgen unnötige Risiken nicht mehr in Kauf nehmen muss.

Danksagung

Dieses Buch ist vor allem den Opfern misslungener ästhetischer Behandlungen gewidmet.

Und deshalb möchte ich dieses Buch auch all denen widmen, die sich in ehrlicher Weise um die bessere Welt der ästhetischen Medizin verdient gemacht haben. Hierzu zählt eine Vielzahl von Spezialisten, die sicher nicht nur im ärztlichen Bereich tätig sind.

Besonderer Dank gilt jenen, die uns auf unserem Weg moralisch unterstützen und an uns glauben.

Unseren Freunden in den nationalen und internationalen Fachgesellschaften und Fachgremien, unseren Kolleginnen und Kollegen weltweit, die uns unterstützt und geholfen haben, die heutigen Wertvorstellungen reifen zu lassen, sei von ganzem Herzen für die fruchtbaren Diskussionen gedankt. Alle sollen sich nach unserer Auffassung mit als geistige Väter des heutigen Zeitgeistes der ästhetischen Medizin ansehen.

Nicht zuletzt aber ist unseren Partnern und Familien zu danken, die uns durch ihre positive Unterstützung, Geduld und Vertrauen die Kraft verliehen haben, diesem Buch den differenzierten Inhalt zu geben. Danke, liebe Sonja, und danke, lieber Thomas!

Bildnachweis

Abbildungen im Bildteil sowie auf S. 21, 45, 73, 117: Alle Rechte bei Rosenparkklinik GmbH Darmstadt

Foto von Barbra Streisand: Copyright © dpa / Photoshot

Foto von Kate Moss: Copyright © ullstein bild / iT

Der Abdruck erfolgt mit freundlicher Genehmigung